全国中等医药卫生职业教育"十二五"规划教材

牙体形态与功能

（供口腔修复工艺专业用）

总 主 编　牛东平（北京联袂义齿技术有限公司）

副总主编　原双斌（山西齿科医院）

主　　编　原双斌（山西齿科医院）

副 主 编　肖希娟（运城市口腔卫生学校附属口腔医院）

编　　委　（以姓氏笔画为序）

　　　　　牛　丹（北京联袂义齿技术有限公司）

　　　　　石丽敏（山西齿科医院）

　　　　　刘瑞红（河南护理职业学院）

　　　　　李　鑫（山西齿科医院）

　　　　　贺志芳（山西齿科医院）

　　　　　原　琴（山西齿科医院）

　　　　　淮晓燕（运城市口腔卫生学校附属口腔医院）

　　　　　魏利杉（北京联袂义齿技术有限公司）

中国中医药出版社

·北京·

图书在版编目(CIP)数据

牙体形态与功能/原双斌主编 . —北京：中国中医药出版社，2014.8（2023.8重印）

全国中等医药卫生职业教育"十二五"规划教材

ISBN 978 - 7 - 5132 - 1811 - 5

Ⅰ. ①牙…　Ⅱ. ①原…　Ⅲ. ①牙体 - 形态特征 - 中等专业学校 - 教材　Ⅳ. ①R322.4

中国版本图书馆 CIP 数据核字（2014）第 029711 号

中 国 中 医 药 出 版 社 出 版

北京经济技术开发区科创十三街31号院二区8号楼

邮政编码　100176

传真　010　64405721

保定市西城胶印有限公司印刷

各地新华书店经销

＊

开本 787×1092　1/16　印张 13.75　字数 302 千字

2014 年 8 月第 1 版　2023 年 8 月第 4 次印刷

书　号　ISBN 978 - 7 - 5132 - 1811 - 5

＊

定价 59.00 元

网址　www.cptcm.com

全国中等医药卫生职业教育"十二五"规划教材
专家指导委员会

前　言

　　"全国中等医药卫生职业教育'十二五'规划教材"由中国职业技术教育学会教材工作委员会中等医药卫生职业教育教材建设研究会组织，全国120余所高等和中等医药卫生院校及相关医院、医药企业联合编写，中国中医药出版社出版。主要供全国中等医药卫生职业学校护理、助产、药剂、医学检验技术、口腔修复工艺专业使用。

　　《国家中长期教育改革和发展规划纲要（2010－2020年）》中明确提出，要大力发展职业教育，并将职业教育纳入经济社会发展和产业发展规划，使之成为推动经济发展、促进就业、改善民生、解决"三农"问题的重要途径。中等职业教育旨在满足社会对高素质劳动者和技能型人才的需求，其教材是教学的依据，在人才培养上具有举足轻重的作用。为了更好地适应我国医药卫生体制改革，适应中等医药卫生职业教育的教学发展和需求，体现国家对中等职业教育的最新教学要求，突出中等医药卫生职业教育的特色，中国职业技术教育学会教材工作委员会中等医药卫生职业教育教材建设研究会精心组织并完成了系列教材的建设工作。

　　本系列教材采用了"政府指导、学会主办、院校联办、出版社协办"的建设机制。2011年，在教育部宏观指导下，成立了中国职业技术教育学会教材工作委员会中等医药卫生职业教育教材建设研究会，将办公室设在中国中医药出版社，于同年即开展了系列规划教材的规划、组织工作。通过广泛调研、全国范围内主编遴选，历时近2年的时间，经过主编会议、全体编委会议、定稿会议，在700多位编者的共同努力下，完成了5个专业61本规划教材的编写工作。

　　本系列教材具有以下特点：

　　1. 以学生为中心，强调以就业为导向、以能力为本位、以岗位需求为标准的原则，按照技能型、服务型高素质劳动者的培养目标进行编写，体现"工学结合"的人才培养模式。

　　2. 教材内容充分体现中等医药卫生职业教育的特色，以教育部新的教学指导意见为纲领，注重针对性、适用性以及实用性，贴近学生、贴近岗位、贴近社会，符合中职教学实际。

　　3. 强化质量意识、精品意识，从教材内容结构、知识点、规范化、标准化、编写技巧、语言文字等方面加以改革，具备"精品教材"特质。

　　4. 教材内容与教学大纲一致，教材内容涵盖资格考试全部内容及所有考试要求的知识点，注重满足学生获得"双证书"及相关工作岗位需求，以利于学生就业，突出中等医药卫生职业教育的要求。

　　5. 创新教材呈现形式，图文并茂，版式设计新颖、活泼，符合中职学生认知规律及特点，以利于增强学习兴趣。

　　6. 配有相应的教学大纲，指导教与学，相关内容可在中国中医药出版社网站

（www. cptcm. com）上进行下载。本系列教材在编写过程中得到了教育部、中国职业技术教育学会教材工作委员会有关领导以及各院校的大力支持和高度关注，我们衷心希望本系列规划教材能在相关课程的教学中发挥积极的作用，通过教学实践的检验不断改进和完善。敬请各教学单位、教学人员以及广大学生多提宝贵意见，以便再版时予以修正，使教材质量不断提升。

中等医药卫生职业教育教材建设研究会

中国中医药出版社

2013 年 7 月

编写说明

　　本教材是由教育部中国职业技术教育学会教材工作委员会中等医药卫生职业教育教材建设研究会组织编写的"中等医药卫生职业教育'十二五'规划教材"。为了更好的推进素质教育，适应我国中等医药卫生职业教育发展的需求，本教材的编写立足以育人为本，以服务人才培养为目标，突出其先进性和实用性。

　　《牙体形态与功能》是口腔修复工艺技术专业必修的一门专业基础课程，可供中等职业学校医药卫生类口腔修复工艺技术专业的学生使用。在编写过程中，根据口腔工艺技术专业特点，介绍正常天然牙的牙体形态特征，并重点讲解牙齿的每一个面的具体结构与功能的关系。如：外形高点的功能是食物顺着牙冠的外形高点在牙龈表面擦过，对牙龈起生理性按摩作用，保证牙龈组织的健康；上颌中切牙舌侧边缘嵴有前伸导向功能；横嵴和斜嵴在不同时期有阻止下颌过度后退，保护颞下颌关节的功能等。这部分内容可从5个方面进行学习，即牙的名称、在牙弓中所处的位置、牙的形态、牙的结构及功能，另外也是为后期学生学习功能性滴蜡技术奠定坚实基础的，所有修复体的个性化形态都是建立在解剖形态基础之上的。本课程内容包括理论教学模块和实训教学模块，教学总学时安排为200学时，其中理论课为60学时，实训课为140学时。

　　本版教材由具有丰富教学和临床经验的教师精心编写而成。参与编写的院校（教师）包括：山西齿科医院（贺志芳）、山西齿科医院（原琴）、北京联袂义齿技术有限公司（牛丹）、山西齿科医院（石丽敏）、河南护理职业学院（刘瑞红）、山西齿科医院（李鑫）、运城市口腔卫校附属口腔医院（淮晓燕）、北京联袂义齿技术有限公司（魏利杉）。

　　本教材在编写过程中，得到了中等医药卫生职业教育教材建设研究会、中国中医药出版社及各院校领导的大力支持，在此，谨致以衷心的感谢。

　　由于我们的水平有限，经验不足，本教材还存在一些缺点和不妥之处，殷切希望广大师生在使用过程中予以批评指正，多提宝贵意见，以便今后修正和改进。

《牙体形态与功能》编委会

2014 年 7 月

目　录

绪　　论

一、"牙体形态"在专业中的地位

"牙体形态"是一切口腔工艺技术的基础。

如果选择了口腔工艺技术专业，牙体形态这门课程对所有从事这一专业的人来讲，没有比它更重要了。原因很简单，它是所有口腔工艺技术的基础，其中包括滴蜡、打磨抛光、排牙、堆瓷、车瓷及数字化设计等，无不与牙体形态有直接或间接的关系。

义齿生产从小作坊和师带徒使用脚踏钻、皮老虎制作焊接冠，到今天的现代化、产业化，可以说发生了翻天覆地的变化。

改革开放以来，特别是近 20 年尤为突飞猛进，新技术（如 CAD/CAM 技术等）、新材料（如陶瓷等）、新设备（如数控五轴机床及 3D 打印机等）的大量引进，极大地提高了义齿质量，毋庸置疑。可以说"硬件"完全与世界接轨，但是义齿产品质量并未尽如人意。经分析，问题主要出在与咬𬌗有关的问题上。相当一部分医师、技师、教师对这一问题的重要性和专业水平存在着明显的不足。表现在临床上经常会遇到花了高昂代价制作的义齿在咬𬌗关系上出了问题，更为严重的会造成"医源性疾患"，把本来为牙齿缺失而就医，变成了颞下颌关节疾患。在义齿加工企业，因咬𬌗关系返修、返工的与其他原因相比明显占多数。固然原因是多方面的，包括医生对印模的制取和必要的颌位信息的提供也存在着问题。但作为为企业输送人才的各类职业技术院校也负有不可推卸的责任。应该说，牙齿形态教学质量提高的空间还是很大的，为什么这样讲呢？原因是牙齿形态的教学效果直接关系到所有与咬𬌗质量有关的各个环节。

在很多医院有这样一个口号：患者的需要就是我们的努力方向。这句话对我们同样适用，满足患者需要永远是医、技人员的最高道德标准。既然市场需要，我们就应该提高这方面的业务水平，没有理由不学好这门课程，它也是提高自身竞争力的需要。

二、如何学习《牙体形态与功能》这门课程

至今，在国内教材看到的都是把"牙体形态"与"牙体生理"分成两个独立章节来讲。我们总结出目前的教学方法——功能融入形态。

牙齿形态学习流程：

（牙齿）形态→（理解）记忆→（滴蜡法）训练→（工作中）应用

（一）"融入"的依据

在学习牙体、牙列和咬𬌗关系时都提到"形态－功能"定律。这一定律的本质是什么呢？它对我们有什么意义呢？

所谓"形态－功能"定律，是人类在长期进化过程中，各器官的存在及其形态取决于功能需要，有功能价值保留，无功能价值淘汰。简言之，形态适应功能，功能决定形态。反过来说，形态是直观可见的，它是功能的物质表现形式。有人直白地说：形态就是功能。不无道理。

这一定律的产生和被确认，要追溯到 18 世纪法国生物学家拉马克提出的理论：生物经常使用的器官会逐渐发达起来，而不常使用的器官会逐渐退化，是为"用进废退"法则。"形态－功能"定律正是依据这一法则派生而来。这也是我们将功能融入形态的理论依据。

（二）"融入"的方法

所谓"功能融入形态"，即依据"形态－功能"定律，牙齿上大大小小、各种各样的尖、窝、沟、嵴等形态结构，都有其功能价值，讲牙体形态的同时应该阐明它的功能。

以尖牙为例：①为什么尖牙的牙尖锋利、高大？尖牙有"犬牙"之称，用于对较韧食物的穿透和撕裂，所以需要其具有尖锐的牙尖来完成功能。②尖牙舌轴嵴近切端处，有一明显突起，有人称其为"鹰嘴"。这一结构有什么作用？尖牙位于牙弓的转折处，在下颌侧方运动时，上颌尖牙舌面引导下颌运动，使后牙脱离咬𬌗，有保护后牙的功能。"鹰嘴"结构大大增加了尖牙舌面的斜度，从而使后牙更容易脱离咬𬌗，减少干扰的几率。③尖牙牙体粗壮，牙根大且长，牢固地固定于牙槽骨中。这一特点可以使尖牙能够承担更大的咬𬌗力，出色地完成撕裂较韧食物、引导下颌运动、保护后牙的功能。

再如切牙的切端成刃状，并稍微前倾，可以更好地咬住并切断食物；而磨牙都具有较宽大的咬𬌗面，复杂的尖、窝、沟、嵴等结构，可以将食物容纳于咬𬌗面，通过上下颌的共同作用，来完成对食物的磨细工作。

上面讲到一些把功能融入牙齿形态的例子，按道理讲，所有牙齿上的解剖特征都有其道理。但有的道理浅显，直来直去可以很容易说明白，有的则不然。比如，切牙舌侧的边缘嵴和尖牙的舌轴嵴，它们有个特殊的功能——引导下颌运动。这种功能有保护下颌在做功能运动中防止上下后牙互相"碰撞"的作用。再如后牙咬𬌗面上的中央窝和对颌的主要功能尖，除杵、臼关系，"捣碎"食物外，在咬𬌗面触点的建立及咬𬌗力的轴向传导方面也都非常重要。但是这些问题对初学者来讲，在没有学到后面有关章节是很难理解的。类似这样的"功能"我们采取的原则是"点到为止，不予深究"。不点到，会让学生误认为这些形态似乎不重要；讲得过深又缺乏相关基础知识，一时还讲不清。所以"点到为止"就显得非常重要了。现在，在学生脑子里埋下"这个形态很重要，有其特殊的功能，不能马虎"的印象，后续教学中再提到这些形态时，他们不会感到陌生，对教学起到铺垫作用。同时也体现着循序渐进的教学方法。

一般来说，随着问题深度的增加，其功能关系也会更复杂，并不要求大家把所有问题都搞清楚，随着学习的深入，它们之间的功能关系都会逐渐讲清楚。这里多问了几层问题的目的是告诉大家一种深入学习形态的方法。

（三）"融入"的优点

首先是对牙齿形态与功能关系的认识更趋合理，避免了从形态到形态的枯燥无味的教学方法，提高了学习的趣味性，有助于激发学生的学习积极性。

其次是改变记忆模式，将"机械记忆"变为"理解记忆"。"机械记忆"偏重于死记硬背，忘得快；形态融入功能后，学习形态，对学生来讲不仅是"知其然"，还让学生"知其所以然"，在教育学上属于"理解记忆"，这种记忆是在理解的基础上记忆，记得牢。所以将功能融入形态，本身就意味着把"机械记忆"变为"理解记忆"。

（四）加强实训

在理论学习基础上，加强实际训练，摒弃以往的石膏条教学（20世纪三四十年代采用的）。现在我们采用的是程序化的系统滴蜡技术，在实验老师带领下，手把手教。通过实验室训练，会增加学生对牙齿形态的感性认识，也会对形态的特征进一步深化，更进一步加深对形态的理解和记忆。这将为在实际工作中的牙齿形态复原起到十分重要的作用。整个学习过程体现如下流程：（牙齿）形态→（理解）记忆→（滴蜡法）训练→（工作中）应用。

第一章　口腔基础知识

 知识要点

　　本章重点掌握牙的组成及分类和牙位记录。在牙科技工室中，为了便于描述牙的部位及名称，需要掌握两种牙位记录法：部位记录法和 FDI 系统。

　　本章需要熟悉咀嚼系统的构成；了解口腔的解剖结构、牙体与牙周组织，以及咀嚼系统的工作方式和特征。

　　细胞是构成人体的基本单位，人体内细胞的形态和功能是多种多样的，许多形态相似、功能相近的细胞借细胞间质结合在一起就构成了组织。构成人体的基本组织有上皮组织、结缔组织、神经组织和肌肉组织。几种组织有机结合，共同执行某一特定功能，并具有一定的形态，即构成器官，如心、肺、肝等。许多功能相关的器官结合起来，共同来完成某一特定连续性的生理功能，即构成系统。人体由九大系统构成，分别是运动系统、呼吸系统、消化系统、泌尿系统、生殖系统、脉管系统、感觉系统、神经系统和内分泌系统。其中，消化系统具有消化食物、吸收营养、排出残渣的功能，由消化道（口腔、咽、食管、胃、小肠和大肠）和消化腺（肝、胰、唾液腺等）构成。

　　本章重点讲解消化系统中的器官——口腔。

第一节　口腔的解剖结构

　　口腔为消化道的起始部分，具有重要的生理功能，主要参与人体的消化过程，并具有协助发音、辅助呼吸和感觉等功能。

一、口腔的边界和分部

　　口腔的前壁为唇，侧壁为颊，上壁为腭，下壁为口底，向前借上、下唇间的口裂与外界相通，向后借咽峡与口咽部相续。口腔被上下牙列、牙龈及牙槽骨分为两部分：前外侧部称口腔前庭，后内侧部称固有口腔（图 1-1）。当闭口时，口腔前庭和固有口腔间仅借最后磨牙后方的间隙相通。

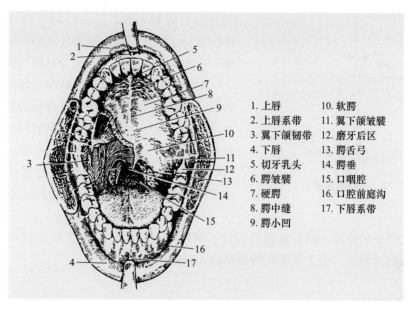

图 1 - 1　口腔（右侧腭黏膜部分切除）

1. 上唇　　　　　10. 软腭
2. 上唇系带　　　11. 翼下颌皱襞
3. 翼下颌韧带　　12. 磨牙后区
4. 下唇　　　　　13. 腭舌弓
5. 切牙乳头　　　14. 腭垂
6. 腭皱襞　　　　15. 口咽腔
7. 硬腭　　　　　16. 口腔前庭沟
8. 腭中缝　　　　17. 下唇系带
9. 腭小凹

二、口腔前庭及表面解剖标志

口腔前庭为位于唇、颊与牙列、牙龈和牙槽黏膜间的马蹄形裂隙，在口腔前庭的各壁上可以看到以下具有临床意义的表面标志（图 1 -1）。

1. 前庭沟　前庭沟又称唇颊龈沟，即口腔前庭的上界和下界，为唇、颊黏膜和牙槽黏膜间的转折沟。此处黏膜下组织疏松，是托式义齿边缘的封闭区域。

2. 唇系带　唇系带分为上唇系带和下唇系带，为前庭沟在正中线上呈扇形或线形的黏膜小皱襞。上唇系带一般较下唇系带明显。制作义齿时，基托边缘在此处应适当缓冲，以免压伤软组织，影响义齿的固位及妨碍唇的活动。

3. 颊系带　为前庭沟相当于上、下尖牙或前磨牙区的扁平黏膜皱襞。其数目不定，一般上颊系带较下颊系带明显。义齿基托边缘应注意此结构，与之有适当的接触，达到既不影响颊的活动又可获得良好固位的目的。

4. 腮腺乳头　位于上颌第二磨牙牙冠相对的颊黏膜上，是腮腺导管的开口处。

5. 磨牙后三角和磨牙后垫　磨牙后三角位于下颌第三磨牙的后方，该三角的底朝前、尖朝后，其底为下颌第三磨牙远中面颈缘。

磨牙后垫为覆盖于磨牙后三角表面的软组织，是下颌义齿后界的标志。

6. 翼下颌皱襞　为延伸于上颌结节后内侧和磨牙后垫后方之间上下走行的黏膜皱襞，其深面为翼下颌韧带。

三、唇

唇的上界为鼻底，下界为颏唇沟，两侧借唇面沟与颊部相隔，中部以横行的口裂将

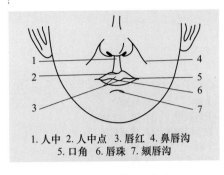

1. 人中 2. 人中点 3. 唇红 4. 鼻唇沟
5. 口角 6. 唇珠 7. 颊唇沟

图 1 - 2　唇的表面解剖

其分为上唇和下唇。口裂的两端为口角,其正常位置位于尖牙与第一前磨牙之间。唇外面为皮肤,中间为口轮匝肌,内面为黏膜(图 1 - 2)。

上、下唇的游离缘即皮肤和黏膜的移行处为唇红,上唇正中向前下突出呈珠状为唇珠,唇红与皮肤的交接处为唇红缘。上唇的唇红缘呈弓背状称唇弓,唇弓在正中线并微向前突,称人中点(人中切迹)。上唇表面正中间的纵行浅沟为人中,人中的上中 1/3 交点为人中穴(水沟穴),为一急救穴。

唇在咀嚼中的作用:感受食物的温度;帮助转运食物;防止食物或饮料从口内溢出;通过敏感的触觉,防止不适宜的食物进入口腔(如鱼刺等)。

四、颊

颊为口腔的侧壁,上界为颧骨下缘,下界为下颌骨下缘,前界为唇面沟,后界为咬肌前缘。颊外面为皮肤,中间为颊肌,内面为黏膜。

颊在咀嚼中的作用:松弛时可容纳更多的食物,收缩时可将食物推至上下后牙𬌗面之间进行咀嚼。

五、牙

牙不仅是直接行使咀嚼功能的器官,而且对语言、发音及保持面部的协调美观都有重要作用(详见第二章)。

六、牙龈

牙龈是覆盖于牙槽突边缘区及牙颈周围的口腔黏膜。内与腭或舌下区、外与牙槽黏膜相连。牙龈的边缘称为龈缘,呈波浪状,其突入牙间部分称为龈乳突(图 1 - 3)。

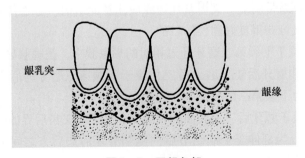

龈乳突　　　　　　　　　　　　　　　　龈缘

图 1 - 3　牙龈各部

七、腭

腭为口腔的顶部,分隔鼻腔和口腔,分为前 2/3 的硬腭和后 1/3 的软腭。

硬腭：以骨为基础，表面覆以黏膜。可见切牙乳头、腭皱襞、上颌硬区、上颌隆突等标志（图1-1）。

软腭：以腭肌及其肌腱为基础，表面覆以黏膜。其后部斜向后下为腭帆。腭帆后缘游离，中部向下的突出部为腭垂。在软腭腭中缝前端两侧各有一对称的腭小凹（图1-1）。

腭在咀嚼中的作用：与舌配合挤压食物；利用硬腭的触觉，辨别食物粗糙的程度。

八、舌

舌位于口腔底部，具有搅拌食物、协助吞咽、感受味觉和辅助发音等功能。

（一）舌的形态

舌分为上面和下面。上面又称舌背，借后部"V"形界沟将舌分为前2/3的舌体和后1/3的舌根，舌体的最前端为舌尖（图1-4）。下面又称舌腹。

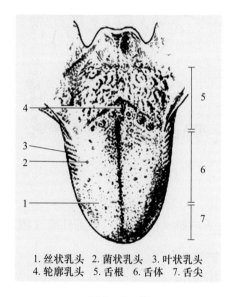

1. 丝状乳头　2. 菌状乳头　3. 叶状乳头
4. 轮廓乳头　5. 舌根　6. 舌体　7. 舌尖

图1-4　舌

（二）舌黏膜

舌黏膜根据其特点和位置的不同可分为舌背黏膜和舌腹黏膜。

舌背黏膜：覆盖舌的上面，呈淡红色，厚且表面形成许多小突起，统称为舌乳头，根据其形态和功能的不同分为（图1-4）：①丝状乳头：呈白色丝绒状，数量多，遍布于舌体上面。②菌状乳头：色红稍大，呈圆点状，数量较少，散布于丝状乳头间。③叶状乳头：叶片形的黏膜皱襞，在人类已基本退化，仅在舌边可以看到。④轮廓乳头：排列于界沟前方，体积最大，乳头中央隆起，周围有环状沟。除丝状乳头具有一般感觉功能外，其余三种乳头内均含有味蕾（味觉感受器），能感受酸、甜、苦、辣、咸等味觉的刺激。

舌腹黏膜：覆盖于舌的下面，薄且光滑。舌腹黏膜和口底黏膜在中线处形成的矢状位黏膜皱襞，即舌系带（图1-5）。在舌系带根部两侧的黏膜隆起为舌下阜，是下颌下腺管和舌下腺大管的开口处。由舌下阜向后外侧延续的黏膜皱襞为舌下襞，其深面有舌下腺，表面有舌下腺小管的开口。

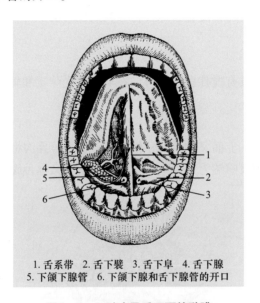

1. 舌系带　2. 舌下襞　3. 舌下阜　4. 舌下腺
5. 下颌下腺管　6. 下颌下腺和舌下腺管的开口

图1-5　口腔底及舌下面的黏膜

（三）舌肌

舌肌为骨骼肌，可分为舌内肌（图1-6）和舌外肌（图1-7）两种。

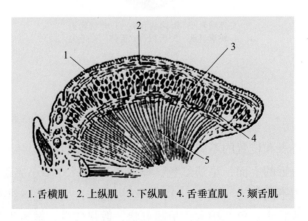

1. 舌横肌　2. 上纵肌　3. 下纵肌　4. 舌垂直肌　5. 颏舌肌

图1-6　舌内肌

舌内肌：起止点均在舌内，肌纤维有纵行、横行和垂直三种，收缩时可改变舌的形态。

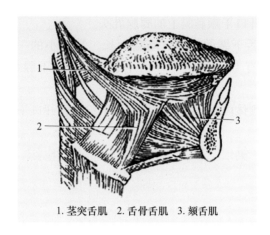

1. 茎突舌肌　2. 舌骨舌肌　3. 颏舌肌

图 1 - 7　舌外肌

舌外肌：起于舌周围骨，止于舌内，有颏舌肌、舌骨舌肌和茎突舌肌三种，收缩时可改变舌的位置。

舌在咀嚼中的作用十分重要：

1. 把食物推送至上下牙列之间，便于牙加工食物。

2. 将食物从牙弓的一侧转运至另一侧，避免牙弓局部负担过重。

3. 搅拌食物，使其与唾液混合，利于吞咽、消化。

4. 舌与口腔后部的感受器可选择出适宜吞咽的食团吞咽，同时也能选择出不宜咽的食团进一步咀嚼。

5. 清除口腔和牙面上的食物残渣，保持口腔清洁。

6. 辨认食物中有无有害物质（如小石子、鱼刺等）。

7. 挤压食物。咀嚼时把食物压于硬腭表面和牙弓的舌侧，帮助压碎。

九、唾液腺

唾液腺分泌唾液，排入口腔。唾液的主要成分是水，占 99.4%，其余 0.6% 为固体成分。唾液的作用有清洁口腔、保护和润滑口腔黏膜、消化食物、溶解食物、杀菌和抗菌、稀释和缓冲（缓冲口腔的 PH 值）、黏附与固位（帮助全口义齿固位）、缩短凝血时间、排泄体内代谢产生的废物等功能。

唾液腺主要有腮腺、舌下腺和下颌下腺三对（图 1 - 8）。

腮腺：是最大的一对，呈不规则的三角形，位于耳部的前下方和下颌后窝（下颌支后面的窝）内，上达颧弓，下至下颌角。腮腺前缘有腮腺管穿出，沿颧弓下方一横指处，向前越过

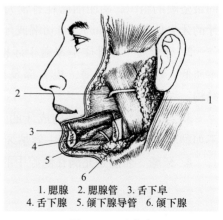

1. 腮腺　2. 腮腺管　3. 舌下阜
4. 舌下腺　5. 颌下腺导管　6. 颌下腺

图 1 - 8　唾液腺

咬肌表面，穿过颊肌，开口于颊黏膜上的腮腺乳头。

舌下腺：位于口底舌下襞的深面，略扁而长，是最小的一对。舌下腺导管分大、小两种：舌下腺小管约有 10 条，开口于舌下襞表面；舌下腺大管有 1 条，开口于舌下阜。

下颌下腺：位于下颌体内面，呈卵圆形，颌下腺导管开口于舌下阜。

第二节　牙体与牙周组织

一、牙体组织

牙体组织（图 1-9）即构成牙的所有组织的总称，包括釉质、牙本质、牙骨质三种硬组织和牙髓一种软组织。

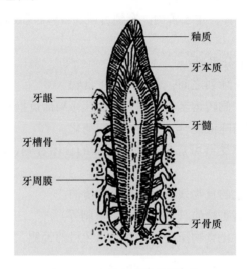

图 1-9　牙体组织与牙周组织

1. 釉质　釉质是覆盖于牙冠表层的半透明状白色硬组织，是牙体组织中高度矿化的最坚硬的组织，对咀嚼磨耗有较大的抵抗力。釉质一般在切牙的切缘处厚约 2mm，磨牙的牙尖处厚约 2.5mm，自切端或牙尖处至牙颈部逐渐变薄，近颈线处呈刀刃状。

2. 牙骨质　牙骨质是覆盖于牙根表面呈淡黄色的硬组织，色泽较深。其硬度比牙本质低。在牙颈部较薄，根尖部及根分叉处较厚，是维持牙和牙周组织联系的重要结构。

3. 牙本质　牙本质是构成牙的主体，其冠部表面覆盖釉质，根部由牙骨质覆盖，不如釉质坚硬。在其内部有一容纳牙髓的腔隙，称为髓腔。

4. 牙髓　牙髓是充满在髓腔中的疏松结缔组织，内含血管、神经和淋巴管。

二、牙周组织

牙周组织包括牙龈、牙周膜和牙槽骨三部分（图 1-9），对牙起到支持、保护和固定的作用。

（一）牙龈

牙龈是口腔黏膜的一部分，紧贴于牙颈周围及邻近的牙槽骨上，血管丰富，色淡红，坚韧而有弹性。因缺乏黏膜下层，直接与骨膜相连。牙龈由上皮层和固有层组成，其中上皮层根据部位不同分为牙龈上皮、龈沟上皮和结合上皮（图 1 - 10）。结合上皮是牙龈上皮附着在牙表面的一条带状上皮，从龈沟底开始，向根尖方向附着在釉质或牙骨质的表面。结合上皮紧密附着于牙表面，任何手术，例如牙周洁治或制作修复体等，都不应损伤结合上皮，以免上皮与牙的附着关系被破坏。

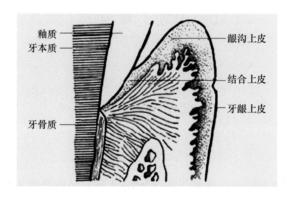

图 1 - 10　牙龈的组织结构

（二）牙周膜

牙周膜位于牙根与牙槽骨之间，环绕牙根，属致密结缔组织，具有固定牙根和缓解咀嚼时所产生压力的作用。

由于牙周膜中的纤维束呈斜向排列，所以当牙承受轴向力时，牙周纤维能将这种力转化为均匀作用于牙槽骨上的拉力（图 1 - 11）；而当牙承受水平力时，只有牙周膜中很小的区域承受压力或拉力（图 1 - 12），所以，作用于牙上的轴向力比水平力有利。

牙周膜中分布有丰富的感受器，能敏锐地感知牙受力的方向和大小。这些感受器把收到的刺激信号进一步传到神经中枢，以调节肌肉的张力和颌位，从而使肌肉在做功最小的前提下产生最大的咀嚼效率，又不会对相关组织造成伤害。

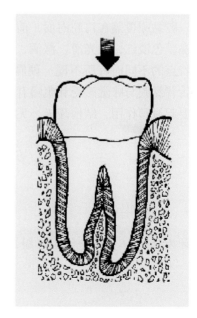

图 1 - 11　牙承受轴向力

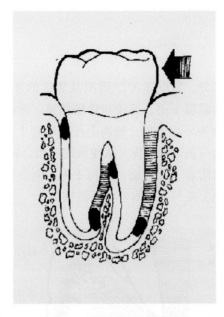

图 1-12　牙承受水平力

（三）牙槽骨

牙槽骨是上颌骨和下颌骨包围和支持牙根的部分，又称牙槽突。其中容纳牙根的窝为牙槽窝；牙槽窝在冠方的游离缘为牙槽嵴；两牙间牙槽突间的部分为牙槽间隔。牙槽骨的生长发育依赖于牙的功能性刺激，如果牙脱落，牙槽骨也随之萎缩。

三、口腔黏膜

口腔黏膜覆盖在口腔内面，前面借唇红与唇部皮肤相连，后面与咽部黏膜相延续。口腔黏膜色淡红，较光滑、湿润，有一定的张力。口腔黏膜的形态结构，依所在部位、功能特点的不同而有所不同。硬腭和牙龈黏膜在咀嚼过程中经常受到摩擦，故有角化层；舌背黏膜与味觉感受和咀嚼有关，形成特殊的结构：味蕾和乳头。其他部位的黏膜则主要起衬覆作用，结构疏松，无角化。

第三节　牙的组成及分类

一、牙的组成

牙齿是人体中最坚硬的组织，每个牙均可分为牙冠、牙颈和牙根三部分（图 1-13）。

（一）牙冠

有解剖牙冠和临床牙冠之分。解剖牙冠是指牙体表面被覆釉质的部分，牙冠与牙根

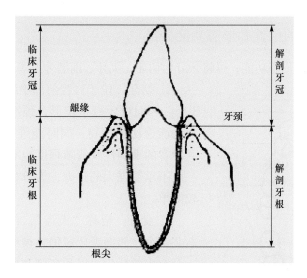

图 1 - 13 牙的组成部分

以牙颈为界。临床牙冠是指牙体暴露于口腔的部分，牙冠与牙根以牙龈缘为界。一般情况下，青年人的牙冠，邻近牙颈的一小部分被牙龈覆盖，临床牙冠常小于解剖牙冠；老年人或患有牙周病的牙，牙龈萎缩较多，临床牙冠常大于解剖牙冠。牙冠的外形随其功能而异，功能弱且简单的牙，其形态比较简单；功能强且复杂的牙，其形态也较复杂。大部分文献所称牙冠指解剖牙冠，本书亦如此。

（二）牙根

与牙冠相对应，牙根也分为解剖牙根和临床牙根。解剖牙根是指牙体表面被牙骨质覆盖的部分，牙根与牙冠以牙颈为界；临床牙根是指牙体在口腔内不能见到的部分，牙根与牙冠以牙龈缘为界。牙根的数目随牙的功能不同而不同。前牙用以切割和撕裂食物，故为单根；前磨牙用以捣碎食物，功能较为复杂，故为 1~2 个根；磨牙用以磨细食物，功能更为复杂，故多为 2~3 个根。

多根牙的未分叉部分称为根干或根柱。牙根的尖端称根尖。根尖部有小孔，称为根尖孔，牙髓中的神经、血管和淋巴管通过此孔与根尖部的牙周组织相连通。

（三）牙颈

牙冠与牙根交界处称为牙颈。因其呈线形，故又称牙颈线或颈线。正常情况下，在牙的唇（颊）、舌（腭）面颈线顶端凸向根尖，而在牙的近、远中面牙颈线顶端凸向切端（殆面）。

二、牙的分类

牙的分类主要有以下两种方法：第一种是根据牙的位置和形态功能来分类；第二种是根据牙在口腔内存在的时间来分类。

（一）根据牙的位置和形态功能分类

根据牙的位置和形态功能，可将牙分为切牙、尖牙、前磨牙及磨牙四类（图 1 – 14）。

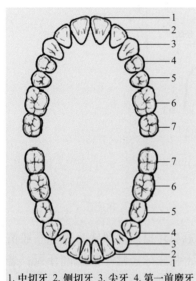

1.中切牙 2.侧切牙 3.尖牙 4.第一前磨牙
5.第二前磨牙 6.第一磨牙 7.第二磨牙

图 1 – 14　恒牙

1. 切牙　位于口腔前部中线两侧，上下左右共 8 个。邻面观牙冠呈楔形，颈部厚而切端薄。其主要功能为切割食物，同时能维持面部外形丰满度，对发音的准确性及清晰程度也有着重要影响。切牙一般不承受强大的𬌗力，为单根牙，牙冠的形态也较简单。

2. 尖牙　俗称"犬齿"，位于口角处，上下左右共 4 个。邻面观牙冠仍为楔形，其特点是切端有一个突出的牙尖，以利穿刺和撕裂食物。牙根为单根，长而粗大，以适应其功能的需要。尖牙对维持口角丰满度有重要作用。

3. 前磨牙　又称"双尖牙"，位于尖牙之后，磨牙之前，上下左右共 8 个。牙冠呈立方形，有一个与对颌牙接触的面为𬌗面，其上一般有两个牙尖，下颌第二前磨牙有 3 尖者。前磨牙有协助尖牙撕裂及协助磨牙捣碎食物的作用，其牙根扁，亦有分叉者，以利于牙的稳固。

4. 磨牙　位于前磨牙之后，上下左右共 8 ~ 12 个。牙冠大，有一宽大的𬌗面，其上有 4 ~ 5 个牙尖，结构比较复杂，主要作用是磨细食物。一般上颌磨牙为三根，下颌磨牙为双根，以增加牙的稳固性。

切牙和尖牙位于口角之前，称为前牙；前磨牙和磨牙位于口角之后，称为后牙。

（二）根据牙在口腔内存在的时间分类

根据牙在口腔内存在的时间，可将牙分为乳牙和恒牙两类。

1. 乳牙　婴儿出生后 6 个月左右，乳牙开始萌出，至 2 岁半左右，20 个乳牙陆续萌出。乳牙在口腔内存在的时间，最短者为 5 ~ 6 年，最长者可达 10 年左右。从出生后 6 个月左右至 6 岁左右，口腔内只有乳牙，称为乳牙列期（图 1 – 15）。

自 6 ~ 7 岁至 12 ~ 13 岁，乳牙逐渐脱落而被恒牙所代替。在此时期口腔内既有乳牙又有恒牙，称为混合牙列期。乳牙在口腔内存在的时间虽然短暂，却对儿童的消化吸收、刺激颌骨正常发育及引导恒牙的正常萌出，起着极为重要的作用。如果在此期间受外伤、放疗、化疗和药物等因素的影响，可引起恒牙的生长发育障碍、牙质改变，并影响乳恒牙的正常替换，故应引起足够的重视。

乳牙可分为乳切牙、乳尖牙及乳磨牙三类，上下左右共 20 个，每侧各 10 个。

2. 恒牙　恒牙是继乳牙脱落后的第二副牙，如无疾患或意外损伤，一般不会脱落，

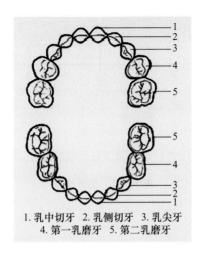

1. 乳中切牙　2. 乳侧切牙　3. 乳尖牙
4. 第一乳磨牙　5. 第二乳磨牙

图 1 – 15　乳牙

脱落后也再无其他牙来替代。恒牙自 6 岁左右开始萌出，12 ～ 13 岁以后，乳牙已全部被恒牙所替代，称为恒牙列期。有文献报道：近代人由于咀嚼功能的减弱，颌骨发育受限，第三磨牙有退化趋势，常因埋伏、阻生，使萌出受限，有人已出现第三磨牙的缺失。因此，口腔内常见恒牙数目为 28 ～ 32 个。

恒牙的正常萌出不仅增加了咀嚼面积，且对维持颌间高度及正常咬𬌗关系也极为重要。

第四节　牙位记录

在牙科技师室工作中，为了便于描述牙的部位及名称，将各个牙采用一定的格式、符号、数字并结合文字予以记录。目前常用的记录方法有以下两种：

一、部位记录法（图 1-16）

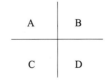

图 1 – 16　部位记录法

该方法以"＋"符号将上下牙弓分为 A、B、C、D 四个区。竖线代表中线，区分左右；横线表示𬌗平面，以区分上下颌。⌐代表患者的右上颌区，称为 A 区；⌐代表患者的左上颌区，称为 B 区；⌐代表患者的右下颌区，称 C 区；⌐代表患者的左下颌区，称 D 区。乳牙牙位记录用罗马数字 Ⅰ ～ Ⅴ 表示，恒牙用阿拉伯数字 1 ～ 8 表示。

1. 恒牙牙位　采用阿拉伯数字记录如下（图 1 – 17）：

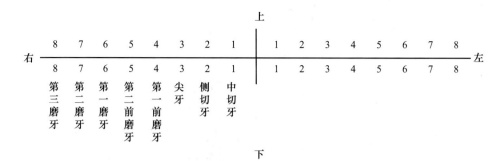

图 1-17 恒牙牙位

例如：⌐6 代表左下颌第一磨牙，也可以记录为 6D；右上颌第二前磨牙可记录为 5⌐ 或 5A。

2. 乳牙牙位 采用罗马数字记录如下（图 1-18）：

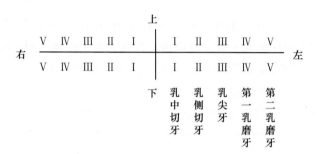

图 1-18 乳牙牙位

例如：Ⅳ⌐ 表示右下颌第一乳磨牙，左上颌乳尖牙记录为 ⌐Ⅲ。

二、国际牙科联合会系统

国际牙科联合会系统（Federation Dentaire International System，FDIS）由 Denton 于 1963 年提出，1970 年被采纳为国际标准。在 FDI 系统中，每个牙均由两个阿拉伯数字表示。第一位数字表示象限和乳牙或恒牙，即以 1 表示恒牙右上区、2 表示恒牙左上区、3 表示恒牙左下区、4 表示恒牙右下区、5 表示乳牙右上区、6 表示乳牙左上区、7 表示乳牙左下区、8 表示乳牙右下区；第二位数表示各牙与中线相关的位置。此系统由于和计算机匹配，已被世界上所有国家接受。

（一）恒牙编号（图 1-19）

18	17	16	15	14	13	12	11	21	22	23	24	25	26	27	28
48	47	46	45	44	43	42	41	31	32	33	34	35	36	37	38

图 1-19 恒牙编号

例如："16"表示右上颌第一磨牙，左下颌第二磨牙可表示为"37"。

（二）乳牙编号（图 1 - 20）

55	54	53	52	51		61	62	63	64	65
85	84	83	82	81		71	72	73	74	75

图 1 - 20　乳牙编号

例如："82"表示右下颌乳侧切牙，左上颌第一乳磨牙可表示为"64"。

第五节　咀嚼系统的工作原理

咀嚼系统，又称口颌系统，由牙和牙周、颅面骨、上颌骨、下颌骨等骨组织与联系各骨间的肌肉、韧带、颞下颌关节，以及血管、淋巴、神经等软组织共同构成。整个咀嚼系统由中枢神经系统反射控制，是一个功能整体，其中任何部分出现功能和形态的改变，都可能牵动其他部分产生适应性改变。

一、咀嚼系统的构成

咀嚼系统涵盖了所有与咀嚼功能相关的组织，并不只局限于口腔范围。其中牙、颌骨、咀嚼肌、颞下颌关节及神经组织是构成咀嚼系统的五大成员。

（一）牙和牙周组织

牙是咀嚼功能的直接执行者。成人有 28～32 颗牙，每颗牙的形状与功能各不相同。例如前牙外形似铲或有一个状如匕首的尖，其功能是咬住食物并将其切断或撕裂；后牙的咬𬌗面具有尖和窝，其功能是捣碎、研磨食物。如果尖和窝都被磨平，必然导致咀嚼效率降低。

牙周组织是牙的固位系统（图 1 - 21），牙借助于牙周膜弹性地悬吊于牙槽窝内。咀嚼时可产生数十千克的咬𬌗力。轴向力比水平方向的力更有利于牙周组织的健康。咬𬌗力通过牙周膜传导至颌骨。牙周膜内有丰富的感受器，当咬𬌗力过大时，信号反馈至

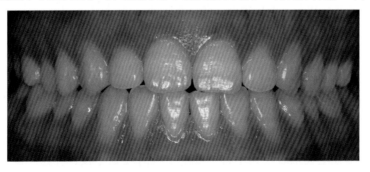

图 1 - 21　牙和牙周组织

神经中枢，中枢就会发出指令，减小肌肉收缩产生的咬殆力，从而保护牙周组织免受损伤。

咀嚼系统是一个统一的整体，此系统内任何环节都不能损坏，否则整个系统就会陷入混乱。而牙暴露在外，极易受到损害，如龋病、外伤、磨损、牙周病等。牙一旦出现缺损或缺失，有时只是缺一个牙，往往就是紊乱的开始，此紊乱会扩展到整个咀嚼系统的各个部分。例如，牙脱落之后牙周就开始出问题，牙龈和剩余牙槽骨开始萎缩，关节和肌肉也开始对上述紊乱或变化作出反应。因此应尽早处理牙的疾患。

（二）颌骨

上下颌骨是咀嚼系统的支持组织，是牙的载体。上颌骨与颅骨连结成一个整体，在咀嚼运动中处于不动的状态。下颌骨位于面部下 1/3，是咀嚼系统中唯一能活动的骨。

颌骨由一个坚实的外层和海绵似的内层构成，内层分布着大量的骨小梁，骨小梁的排列方向与咬殆力的方向一致，这样的结构使得颌骨可以承受较大的外力。同时上下颌骨受力大的区域，骨组织也相应加强。

值得注意的是，下颌骨在受力时会发生弹性变形，缺牙的区域尤其明显，而这一特征是石膏模型无法模拟的。这可能导致非咀嚼侧的牙列出现早接触。

（三）咀嚼肌

咀嚼肌是咀嚼系统的动力组织。参与咀嚼运动的肌肉很多，有咬肌、颞肌、翼内肌、翼外肌、舌骨上下肌群、表情肌、舌肌及颈项肌群等。肌肉收缩带动下颌骨产生开闭口、前伸、后退及左右侧方运动，随着下颌骨的运动，上下牙间产生咬殆接触，完成咀嚼任务。所有肌肉的运动都是在神经支配下完成的。因此我们常常把二者合称为神经肌肉系统（NMS）。

（四）颞下颌关节

颞下颌关节是咀嚼系统的运动枢纽，它限制下颌骨运动的范围、方向，是人体中最复杂的关节之一。它左右联动，既稳定又灵活，参与咀嚼、吞咽、言语和表情等重要功能。颞下颌关节由下颌骨髁突、颞骨关节面及居于二者之间呈卵圆形的关节盘、关节周围的关节囊、关节腔和关节韧带组成。从功能来看，颞下颌关节是一个"转动 – 滑动"式复合关节，当下颌运动时，髁突在关节盘下旋转，并且与关节盘一起沿着一条弯曲的轨道（关节结节后斜面）向前下方滑行，一直滑到关节结节下方。由于左右联动，两侧髁突之间有一条虚拟的转动轴——铰链轴。

（五）神经组织

神经组织是咀嚼系统的控制组织，核心位于大脑和脊髓。在实际生活中，吃烤肉时突然嚼到铁渣、吃大米时咬到小石子或吃枣糕时咬到枣核，在这一瞬间，通常的表现是迅速张大嘴巴停止咀嚼，防止这些过硬的东西对牙或周围组织造成创伤。这些看似再平常不过的现象，实质上是神经系统自动产生的一个复杂的神经控制过程，在调节机体活动中接受机体内、外环境刺激，并做出适当的反应，这种神经调节过程称为反射。

神经系统通过反射弧来调节肌肉、颌骨、关节、牙和谐运动，并最终完成咀嚼工作。

二、咀嚼系统的工作方式

咀嚼系统采用反馈控制原理进行工作。它的主要任务是咀嚼食物，使食物与唾液混合，吞咽食物，吞咽时使上下颌的位置保持相对稳定，使机体组织不受损伤，实现最大工作效率的同时仅消耗最小能量。

例如在进食过程中，当食物被送入口腔内进行咀嚼，食团大小和成分、牙间接触关系和下颌位置等信息不断地被传入大脑。这些信息经大脑分析后，会启动相应程序，通过对肌肉收缩力量的调节作用，肌肉带动颞下颌关节和下颌骨做出各种运动，上下牙间产生各种接触关系，于是咀嚼系统以最快最省力的方式将食物嚼碎。只要食物的状态未达到吞咽标准，则大脑一直向咀嚼肌发出把食物继续嚼细的指令，直至吞咽。

三、咀嚼系统的特征

简单地说，咀嚼系统具有"顺""省""久"三个特征。

（一）顺

顺指顺畅，即下颌做各种运动时，前牙起到导向的作用，其余牙运动顺畅，彼此无接触，否则就会产生干扰。咀嚼系统每天完成大约3000次的咀嚼运动。每颗牙尖、窝、沟、嵴的位置和形态，必须与下颌运动协调一致。

（二）省

省指省力，即以最小的耗能完成最大量的工作。这与神经肌肉系统的反馈调节有关，并且涉及后牙殆面形态及上下牙之间的接触方式。牙间接触点的数量越多，工作效率越高，但是影响运动顺畅的几率也增加，需要很好地平衡二者之间的关系。

（三）久

久指长久，即使咀嚼系统长期处于健康状态，确保参与咬殆的各成员之间动作协调一致。咀嚼系统任何成员发生改变（通常是牙，例如安装义齿），必然导致其他成员作出反应。通常这种反应不会引起病变，因为机体具有适应能力和容忍性，但是一旦超过容忍限度，就会损害咀嚼系统的健康。机体的容忍限度具有个体差异，与患者的身体状况和年龄有关。免疫力降低时、精神负担过重时都会显著降低这种抵御能力，并且就个体而言不是固定的，也无法预先测定。牙是极端敏感的，可感知 $7\mu m$ 的高度差。因此，制作义齿时应保证极高的咬殆精度，以免损害咀嚼系统的健康。

思 考 题

一、问答题

1. 口腔分为哪两部分？

2. 口腔前庭有哪些解剖标志？有什么临床意义？

3. 唇、颊、舌、腭在咀嚼中分别起什么作用？

4. 简述牙位记录的方法。

二、填空题

1. 舌乳头根据形态和功能的不同分为（　　）、（　　）、（　　）、（　　）四种。

2. 大唾液腺有三对，分别是（　　）、（　　）、（　　）。

3. 牙体组织包括（　　）、（　　）、（　　）三种硬组织和（　　）一种软组织。

4. 牙周组织包括（　　）、（　　）、（　　），对牙起到（　　）、（　　）和（　　）的作用。

5. 牙根据位置和形态功能，可分为（　　）、（　　）、（　　）及（　　）四类。

6. 从外部观察，每个牙均可分（　　）、（　　）和（　　）三部分。

7. 咀嚼系统的五大成员是（　　）、（　　）、（　　）、（　　）、（　　）。

8. 咀嚼系统的特征是（　　）、（　　）、（　　）。

第二章　牙体形态与牙体实践练习

 知识要点

为便于描述牙体解剖形态特征，需要掌握牙体形态术语，认识牙冠表面的解剖标志及其功能。掌握牙齿特定的功能，它不仅是直接行使咀嚼功能的器官，而且对美观、发音等具有重要意义。

本章重点介绍所有恒牙组的功能形态特征及每个牙齿各部分的形态特征及功能，通过大量绘图和滴蜡练习要求掌握所有牙齿的形态特征并理解其结构所具备的功能。

第一节　概　　述

一、牙体形态术语

（一）应用术语

1. 中线　为平分颅面部成左右两等分的一条假想垂直线，该直线与面部正中矢状面一致（图 2 – 1）。正常情况下，中线通过左右两眼之间、鼻尖和上下颌的左右两中切牙之间。面部对称是公认的美的重要标志，中线将面部及牙弓分成左右对称的两部分，它是制作修复体的重要参考标志之一。

2. 牙体长轴　沿冠根方向通过牙体中心的一条假想直线（图 2 – 2）。通常殆力沿牙体长轴方向传导，在修复工作中，一定要掌握好牙体长轴倾斜的方向及角度，使殆力的传导方向与牙体长轴一致，有利于牙周组织健康。

3. 接触区　两相邻牙间相互接触的部位称为接触区（图 2 – 3）。新萌出的牙邻面借外形高点相邻接，呈点式接触。在咀嚼过程中，每个牙都有正常的轻微动度，称为牙齿的生理动度。这种生理动度使各牙之间的接触点逐渐磨耗，点式接触逐渐变成面式接触。随着年龄的增长和牙齿的磨耗，面式接触区会越来越大。前牙的接触区都是向外凸

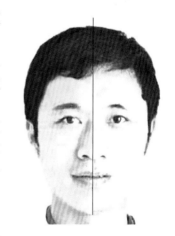

图 2 – 1　中线

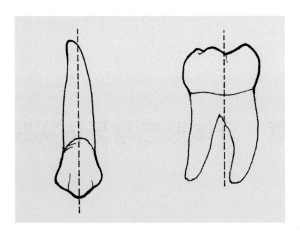

图 2-2 牙体长轴

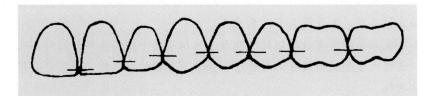

图 2-3 牙邻面接触区的部位

出的，后牙的接触区近中是凹形的，远中是向外凸的，这种结构有助于稳定整个牙弓。牙与牙之间通过接触区紧密接触无间隙，这样可以防止食物嵌塞，同时邻牙能相互支持，便于分散𬌗力。

一般接触区呈椭圆形。前牙接触区的切颈径大于唇舌径，近中接触区靠近切角，远中接触区距离切角稍远。后牙接触区颊舌径大于𬌗颈径，前磨牙近远中接触区及第一磨牙的近中接触区均在𬌗缘偏颊侧，第一磨牙的远中与第二磨牙近远中及第三磨牙的近中接触区均在近𬌗缘中 1/3 处（图 2-4）。

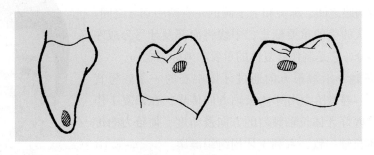

图 2-4 接触区

4. 外展隙 两邻牙接触区的周围均向外展开呈 V 字形的空隙，称为外展隙或楔状隙。这些外展隙以它们与接触区的位置关系来命名。在接触区唇（颊）侧者称唇（颊）外展隙（图 2-5）；在舌侧者称舌外展隙（图 2-6）；在切、𬌗方者称为切、𬌗外展隙（图 2-7）；在龈方者称龈外展隙（图 2-8），龈外展隙正常时为龈乳突充满，阻止了食物的堆积，保护牙槽骨和邻面，又叫邻间隙。它位于两牙接触区的龈方，是一个以两牙邻面为边、牙槽嵴为底而构成的三角形间隙。由于牙周疾患或不良修复体和正畸治疗等，使得牙之间的牙龈出现萎缩，这时龈乳突不再充满整个邻间隙，形成的空隙称为龈外展隙，它只是在邻间隙没有被龈乳突占据时才存在，是指牙龈到接触区之间的空隙，只有病理状态存在。在咀嚼食物过程中，部分食物可通过外展隙排溢至口腔，分散和减轻了𬌗力，并可防止食物嵌塞。食物通过时一方面对牙龈乳头起到按摩作用，另一方面摩擦牙面，保持牙面清洁。对颌牙的牙尖咬于外展隙内，使上下颌牙产生良好的锁结作用，并保证稳定的咬𬌗关系。

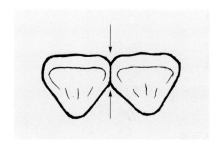

图 2 - 5　前牙唇（舌）外展隙

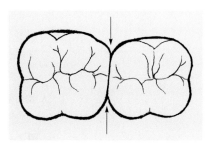

图 2 - 6　后牙颊（舌）外展隙

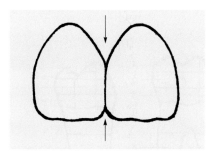

图 2 - 7　前牙切（龈）外展隙

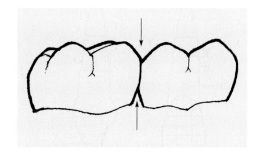

图 2 - 8　后牙𬌗（龈）外展隙

5. 牙的尺寸　为了便于描述牙齿各面的长度和宽度等，根据位置的不同常分为切（𬌗）颈径、近远中径、唇（颊）舌径、牙尖间距等（图 2 - 9）。

（1）切（𬌗）颈径　为前牙切缘或后牙牙尖顶到颈曲线最低点之间的垂直距离。

（2）近远中径　为牙齿近远中面最凸点之间的水平距离。

（3）唇（颊）舌径　为牙齿唇（颊）面与舌面外形高点之间的水平距离。

（4）牙尖间距　为后牙𬌗面两牙尖顶之间的水平距离。

6. 牙体三等分　为了便于描述牙各面上一个结构所在的区域，常将牙体的轴面在一个方向分为三等份，其中之一份称为1/3。如在垂直方向牙冠分为切（𬌗）1/3、中1/3、颈1/3；牙根可分为颈1/3、中1/3 和根尖1/3；在近远中方向牙冠可分为近中1/3、中1/3 和远中1/3；在唇（颊）舌方向牙冠邻面则分为唇（颊）1/3、中1/3 和舌1/3（图 2 - 10）。牙面形态非常复杂，牙体三等分可以更好地进行定位，是重要的定位标志。

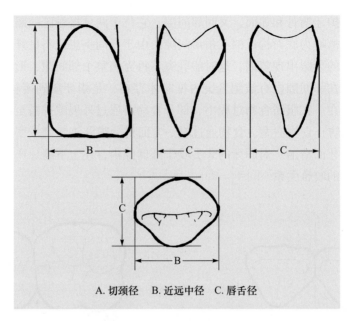

A. 切颈径　B. 近远中径　C. 唇舌径

图 2 – 9　右上中切牙各面观

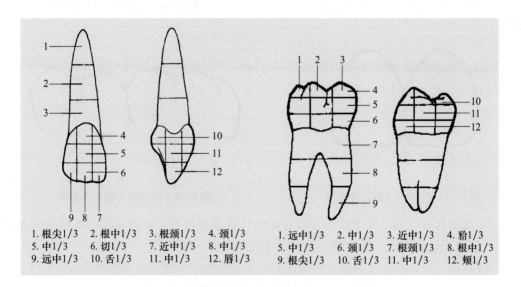

1. 根尖1/3	2. 根中1/3	3. 根颈1/3	4. 颈1/3
5. 中1/3	6. 切1/3	7. 近中1/3	8. 远中1/3
9. 远中1/3	10. 舌1/3	11. 中1/3	12. 唇1/3

1. 远中1/3	2. 中1/3	3. 近中1/3	4. 牙合1/3
5. 中1/3	6. 颈1/3	7. 根颈1/3	8. 根中1/3
9. 根尖1/3	10. 舌1/3	11. 中1/3	12. 颊1/3

图 2 – 10　牙体三等分

　　7. 牙冠各面的名称　每个牙表面均有与牙体长轴大致平行的四个面，称轴面，分别是唇（颊）面、舌（腭）面、近中面和远中面（图 2 – 11）；与牙体长轴基本垂直的一个面为牙合面或切嵴。每两个轴面相交形成的线角，又可称为轴角。

　　（1）*唇面或颊面*　前牙牙冠靠近唇的一面称为唇面，后牙牙冠靠近颊的一面称为颊面。

　　（2）*舌面或腭面*　前后牙的牙冠靠近舌侧的一面均称为舌面；上颌牙的牙冠的舌面接近腭，又称为腭面。

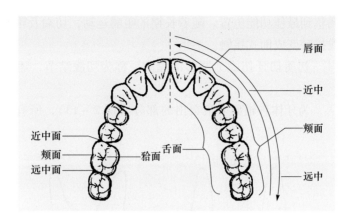

图 2 - 11　牙冠各面

（3）邻面　是在同一牙弓内，两个相邻牙相互接触的一面。每个牙都有两个邻面：近中面和远中面。在牙冠两邻面中距离中线较近的一面称为近中面，较远的一面称为远中面。

（4）𬌗面　上下颌后牙相对而产生咬𬌗接触的一面称为𬌗面。

（5）切嵴　前牙无𬌗面，切端有切咬功能的嵴，称为切嵴。

（二）牙冠表面结构名称

1. 牙冠表面的突起部分

（1）牙尖　牙冠上突出呈尖形的结构，位于尖牙的切端及前磨牙、磨牙𬌗面上的近似锥体形的突起部分。不同的牙有不同数目的牙尖，依其所在的位置而命名。如：尖牙有一个牙尖；前磨牙有 2~3 个牙尖，即前磨牙的颊尖、舌尖；磨牙有 4~5 个牙尖，即近远中颊尖和近远中舌尖等。不同的牙尖因其所在的位置不同，有不同的高度和斜度。牙尖顶 a 到牙尖底 b 的垂直距离 c 为牙尖高度；牙尖斜面与牙尖底间的夹角 d 为牙尖斜度（图 2 - 12）。

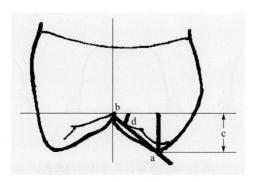

a. 牙尖顶　b. 牙尖底　c. 牙尖高度　d. 牙尖斜度

图 2 - 12　牙尖

牙尖具有穿透和撕裂食物的作用，牙尖三角嵴的向心性斜面对下颌运动具有引导作用。新萌出达到咬𬌗接触的牙，其位置不一定完全符合功能的需求，咀嚼过程中，在牙尖引导作用下可调整到最佳功能位置。随着长期的咀嚼运动，切端及𬌗面发生功能性磨耗，使早期的点线接触变成面式接触。

（2）切缘结节 初萌切牙切缘上圆形的隆突，称为切缘结节，随着牙的磨耗逐渐消失。

（3）外形高点 为牙体各轴面上最突出的部分（图 2 - 13），所有外形高点的连线称外形高点线。

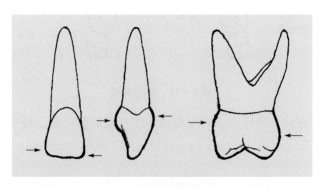

图 2 - 13 外形高点

牙冠的唇（颊）舌面都有一定的生理突度，前牙唇舌面及后牙颊面的外形高点均在颈 1/3，后牙舌面外形高点则在中 1/3。牙冠颈 1/3 处的外形高点可起扩张龈缘的作用，有利于牙周组织的健康。咀嚼过程中，通过颊、舌沟等处排溢的食物顺着牙冠的正常突度滑落至口腔，擦过牙龈表面，对牙龈起到生理性按摩作用，促进牙龈组织的血液循环，有利于牙龈的健康，并对牙颈部起到自洁作用。若是突度过小，则会使食物直接撞击颈部牙龈，使牙龈受到创伤，与牙齿分离形成间隙，导致食物滞留在牙颈部，引起牙周疾患、牙龈炎症或组织萎缩。若牙冠凸度过大，排溢的食物则直接滑落至口腔，牙龈将失去食物的按摩而退变失去张力，容易感染，或失用性萎缩；同时牙颈部也会失去自洁而易患龋。因而在制作义齿时，应特别注意正常牙冠外形的生理突度的恢复（图 2 - 14），对于保证口腔健康及义齿的长久使用具有非常重要的意义。

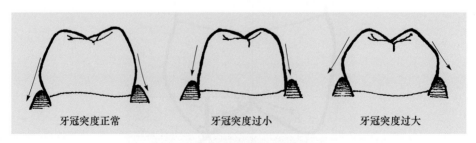

牙冠突度正常　　　　　　牙冠突度过小　　　　　　牙冠突度过大

图 2 - 14 牙冠突度与牙龈的关系

（4）舌面隆突 为前牙舌面颈 1/3 处的釉质增厚部分，也是前牙舌面的外形高点（图 2 - 15）。通常前牙的龈外展隙充满牙龈组织，颈部明显变窄，舌面隆突可明显增强颈部强度，使牙冠在外力作用下不易损伤，同时具有协助压碎食物、保护牙周组织的作用。

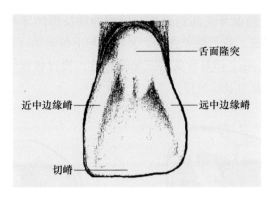

图2-15 中切牙舌面

（5）嵴 为牙冠表面细长形的牙釉质隆起。根据其所在的位置、形状和方向可分为：

① 切嵴 位于切牙切缘舌侧长条形的釉质隆起（图2-15），具有切割食物的功能。

② 轴嵴 位于牙的轴面上，从牙尖顶伸向牙颈部的纵形牙釉质隆起，位于尖牙唇面者称为唇轴嵴，可以支撑口角和面部丰满度；位于后牙颊面者，称为颊轴嵴，支撑颊部软组织，保持颊面部丰满度；位于舌面者，称为舌轴嵴，尖牙的舌轴嵴可引导下颌的侧方运动，除尖牙外其余牙齿舌轴嵴不明显。

③ 边缘嵴 牙冠边缘上的牙釉质隆起（图2-15）。其中上颌前牙舌面上的近、远中边缘嵴可引导下颌的前伸运动，后牙𬌗面上的边缘嵴一方面直接参与对颌牙的接触，另一方面将食物局限于𬌗面窝内，以便对其进行捣碎和磨细。

④ 牙尖嵴 从牙尖顶分别斜向近远中的嵴称为牙尖嵴，尖牙的近远中牙尖嵴构成切嵴；后牙的颊尖和舌尖的近远中牙尖嵴，分别构成颊𬌗边缘嵴和舌𬌗边缘嵴（图2-16）。

⑤ 辅助嵴 从牙尖嵴向颊舌方向延伸的嵴称为辅助嵴，只存在于后牙的牙尖，每个牙尖都有近中辅助嵴和远中辅助嵴。在牙齿𬌗面的近、远中边缘，颊尖辅助嵴和舌尖辅助嵴相连成为近、远中边缘嵴（图2-16）。

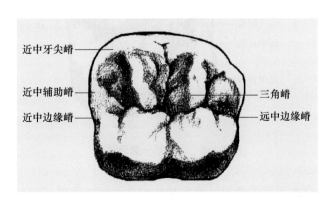

图2-16 下颌磨牙𬌗面标志

⑥ 三角嵴　为后牙𬌗面牙尖两斜面相交形成的细长形的牙釉质隆起，每个三角嵴均由近远中两个斜面构成，既可磨碎食物，又可引导下颌运动（图2-16）。

⑦ 横嵴　为𬌗面上两个相对牙尖的三角嵴相连，横过𬌗面的牙釉质隆起。它是下颌第一前磨牙的解剖特征（图2-17）。

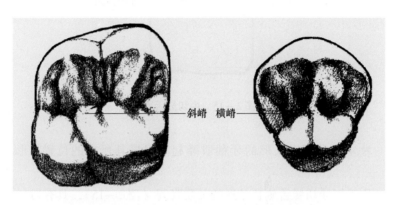

图2-17　上颌第一磨牙和下颌第一前磨牙𬌗面

⑧ 斜嵴　𬌗面上斜形相对的两个三角嵴相连，称为斜嵴。是上颌第一磨牙的解剖特征（图2-17）。

⑨ 颈嵴　牙冠唇颊面颈1/3或沿颈缘部位的牙釉质隆起，称为颈嵴。在唇面者称为唇颈嵴，在颊面者称为颊颈嵴，牙冠颈部为应力集中区，颈嵴的釉质隆起可增强颈部强度，使其不易折断，并且有利于牙龈的健康。

2. 牙冠表面的凹陷部分

（1）沟　为牙冠表面不规则的细长凹陷部分，位于牙冠的𬌗面及轴面，介于牙尖和嵴之间或窝的底部（图2-18）。沟是食物的主要排溢通道，也是牙尖的运动通道。

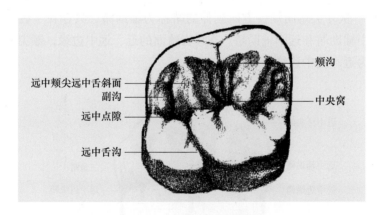

图2-18　上颌第一磨牙𬌗面

① 发育沟　为牙在生长发育时，两生长叶相连而形成的明显而有规则的浅沟。

② 副沟　除发育沟以外的任何沟都称副沟，其非生长叶相连所成。副沟的形态、

走向变化较多。

③ 裂 钙化不全的沟称为裂，常为龋病的好发部位。

（2）窝 为位于前牙舌面及后牙𬌗面的不规则凹陷。如前牙舌窝、后牙的中央窝等。

（3）点隙 为3条或3条以上发育沟汇合或相交而形成的点状小凹陷。若该处釉质钙化不全，则成为点隙裂，也是龋病的好发部位（图2－18）。

3. 斜面 组成牙尖的各面，称为斜面（图2－18）。两个斜面相交形成嵴，4个斜面相交则形成牙尖的顶。上下颌牙齿的咬𬌗接触一般位于牙尖的斜面上。

4. 生长叶 牙发育的钙化中心称为生长叶。两生长叶相交处为发育沟，多数牙是由4个生长叶发育而成，部分牙是由5个生长叶发育而成（图2－19）。

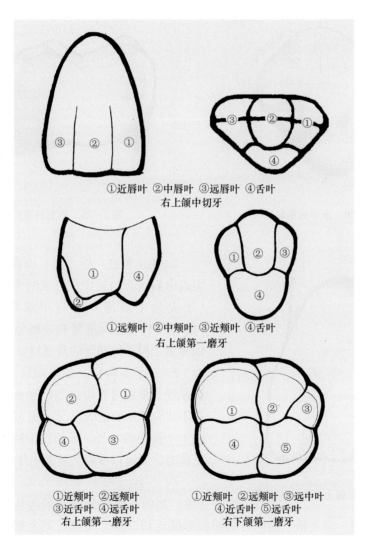

①近唇叶 ②中唇叶 ③远唇叶 ④舌叶
右上颌中切牙

①远颊叶 ②中颊叶 ③近颊叶 ④舌叶
右上颌第一磨牙

①近颊叶 ②远颊叶
③近舌叶 ④远舌叶
右上颌第一磨牙

①近颊叶 ②远颊叶 ③远中叶
④近舌叶 ⑤远舌叶
右下颌第一磨牙

图 2－19 生长叶

（三）牙体轮廓特征

牙科技师为了制作义齿，必须学会辨认每个牙齿并了解其特征，正确区分牙齿的上、下、左、右，这就需要掌握天然牙的形态特点。

1. 曲率特征 也称为弧度特征，可分为水平向曲率特征和垂直向曲率特征。水平向曲率特征是指从𬌗面观察时牙冠唇（颊）面的近中部分的曲率较大，远中部分曲率较小，是牙冠唇（颊）面近远中方向弧度的共性特征（图 2 - 20）。垂直向曲率特征（图 2 -21）是指从邻面观察时，牙冠在牙颈处牙面向外凸起，逐渐向𬌗面收缩。该特征在下颌牙较上颌牙明显，对牙龈起到很好的支持及保护作用。

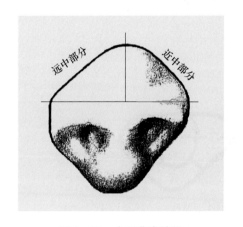

图 2 - 20　水平曲率特征

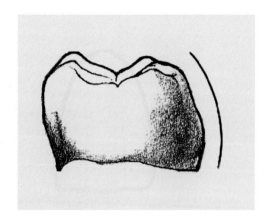

图 2 - 21　垂直曲率特征

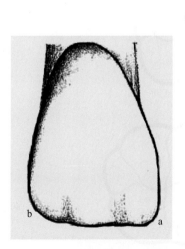

图 2 - 22　右侧上颌中切牙唇面

2. 角度特征 唇（颊）面观察，切缘（牙尖近中斜缘）与近中缘形成的夹角 a 小于切缘（牙尖远中斜缘）与远中缘形成的夹角 b（图 2 -21）。上颌前牙和前磨牙的角度特征特别明显。但下颌切牙的角度特征不明显。

3. 三平面特征 如果观察天然牙的轴面，会发现大多数可看做由三个平面构成。虽然这并不适合于所有的天然牙，但可以作为牙齿轴面一个重要的特征。运用这个特征，在制作修复体时，就可以准确地复制出牙冠的轴面形态。

（1）唇（颊）舌面的三平面　牙冠唇（颊）面的三平面分别为颈部外形高点到颈缘之间的颈部平面，切（𬌗）缘向舌侧回收形成近切（𬌗）平面，其余部分为中部平面（图 2 -23、图 2 -24）。

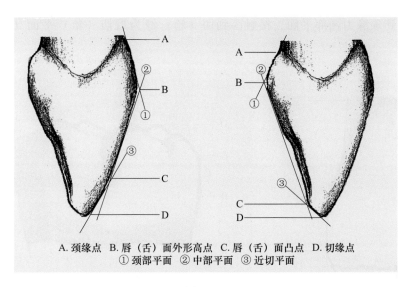

A. 颈缘点　B. 唇（舌）面外形高点　C. 唇（舌）面凸点　D. 切缘点
① 颈部平面　② 中部平面　③ 近切平面

图 2 - 23　上颌中切牙唇（舌）面三平面

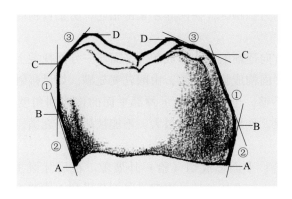

图 2 - 24　下颌第一磨牙颊（舌）三平面

　　颈部外形高点的突度决定着颈部平面的角度，其突度合适，食物从牙面滑下时，能够顺着牙龈表面流过，起到生理按摩的作用，促进血液循环，保持牙龈的健康。如果突度过大，食物流过时，不接触牙龈，失去其按摩作用；如果突度过小，食物直接撞击牙龈，造成损伤。

　　前牙切端近切平面回收，形成薄刃状，有利于切割食物。而且，前牙切端回收，使牙齿不致太突出，影响美观。后牙的𬌗缘回收，有利于食物沿牙冠颊（舌）面排溢。

　　前牙的中部平面决定前牙唇面观视觉上的大小。中部平面近远中径宽，使牙冠显得宽大；其切颈径长，使牙冠显得细长。适当改变中部平面的长宽比例，以使前牙形态与患者面部形态协调。

　　舌面也存在三平面的特征，三平面的位置与外形高点有关。

　　（2）近、远中面的三平面　在近、远中面同样有三个平面构成。接触区为中部平面，接触区到颈缘为颈部平面，接触区到切（殆）缘为近切（殆）平面（图2－25、图2－26）。

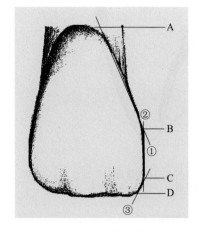

图2－25　上颌中切牙邻面三平面

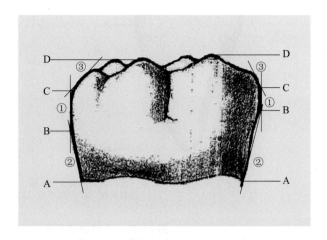

图2－26　下颌第一磨牙邻面三平面

邻面的中部平面作为接触区，使两邻牙紧密相连，防止食物嵌塞，还可以使邻牙互相支持，分散殆力。

从接触区向颈缘方向逐渐缩窄，形成颈部平面。一方面视觉上形态显得秀气；另一方面，两邻牙间颈部平面构成龈外展隙，由龈乳突充满。如果接触区的位置过于靠近颈缘或者颈部缩窄程度不够，也就是改变了颈部平面的位置和角度，那么就会压迫龈乳突，引起牙龈炎；相反，如果龈外展隙过大，不能被龈乳突充满，那么就会引起食物嵌塞，影响牙周健康。

两邻牙的近切（殆）平面形成切（殆）外展隙。在后牙区主要功能为排溢食物；前牙区对美观的影响很大，合适的切外展隙可以使牙齿的立体感更强。

二、牙齿的功能

人类的牙不仅是直接行使咀嚼功能的器官，而且对美观、发音等均具有重要作用。形态和功能是密切相关的，形态结构是功能活动的物质基础；反之，功能活动又可逐渐引起形态结构的变化。因此必须了解牙齿所具备的功能及形态特征。

（一）美观

人的容貌美在一定程度上与牙的美观密切相关。影响牙美观的因素有形态、位置、颜色、特征等。

1. 形态

（1）*牙形与面形*　牙冠唇面外形通常与人的面形和牙弓形态一致，一般可分为尖圆形、方圆形、卵圆形（图2－27）。

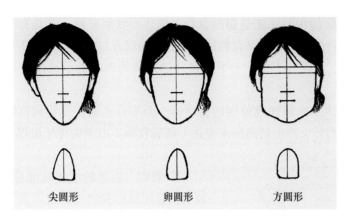

图 2 - 27　右上颌中切牙牙冠唇面形态

① 方圆形　牙冠颈部的宽度与切端宽度相近，唇面平坦，切角近似直角，人群中约占 2%。

② 卵圆形　牙冠颈部与切端的宽度均较窄，近中邻接处与远中邻接处之间最宽，唇面略圆突，两切角较圆，人群中约占 72%。

③ 尖圆形　牙冠自切缘至颈部缩小显著，近远中面几乎呈直线，唇面平坦，切角较其他牙形锐些，人群中约占 26%；尤其上颌中切牙位于上颌口腔前部，在修复时应注意使其形态与面形相协调。

（2）比例　牙齿排列呈弓形，微笑时露出的牙齿，从正面观察，侧切牙的宽度约为中切牙的 60%，尖牙的宽度约为侧切牙的 60%。以此类推，比例均接近于黄金分割率 0.618，那么这种比例会给人以美感。

（3）表面结构　天然牙表面有许多微细、凹凸不平的结构，在光的照射下产生漫反射，给人一种真实自然立体的感觉。

2. 位置　人的牙齿均生长在牙槽骨内，形成完整的牙弓。牙齿排列位置的整齐、对称、和谐对美观影响较大。牙齿的位置和倾斜度对面部软组织有重要支撑作用，使唇颊部丰满，面部表情自然，形态正常。若牙齿内倾或缺牙较多，则唇颊部塌陷，使面容显得衰老。牙弓排列异常，也会影响颜面美观。

牙与唇、舌的位置关系对发音的准确性与言语的清晰程度有着重要的影响。

3. 颜色　牙齿的颜色对美观影响较大，肉眼能辨别的颜色是光在牙面上的折射和反射现象，这种现象给予牙齿颜色，牙齿的颜色取决于釉质的厚度和牙本质的饱和度。在牙颈部区域，釉质的厚度降低使牙本质的颜色更加明显，表现出较大的饱和度，切端釉质较厚，因此切 1/3 的半透明性比较明显。牙齿的颜色一般与年龄、肤色等一致。

（二）咀嚼

食物进入口腔后，经过切牙的切割、尖牙的撕裂、前磨牙的捣碎和磨牙的磨细等一系列机械加工过程，并与唾液混合，形成食团，有利于吞咽和消化。

1. 切割 切牙的主要功能是切割食物。切牙形状似铲形，并具有突出的切嵴，当上下切牙切嵴相对时，起到切割食物的作用。例如张开口吃苹果时，下颌会稍稍前伸到切缘相对的位置，并闭合下颌。上下颌切牙的铲状外形有助于其咬住苹果并切破苹果外皮。

2. 撕裂 当人们吃较硬或较韧的食物时，会不自觉地把食物向口腔侧面移动，此时人们利用尖牙的牙尖产生的高压来穿透、撕裂食物。由于尖牙牙根很长，故能承受很大的力。

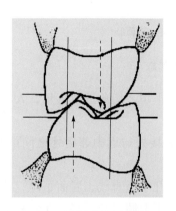

图 2 – 28　咀嚼时力的传导方向

3. 磨碎 后牙的主要功能是把前牙所切割、撕裂的食团捣碎和磨细。食团会在舌和颊的引导下聚集于后牙𬌗面，上下颌后牙的工作尖分别与对𬌗牙的中央窝接触，类似于"杵臼"，从而磨碎食物。后牙的工作尖在咀嚼时承受主要负荷，因此上颌后牙舌侧面和下颌后牙颊侧面从外形高点到牙尖急剧收缩，使𬌗面面积减小，并使工作尖位于牙根正上方，保证咀嚼力的轴向传导，并通过牙根、牙周组织传至颌骨，能刺激颌骨的正常发育，咀嚼的生理性刺激，还可增进牙周组织的健康（图 2 –28）。

牙齿除了具有美观和咀嚼的功能，还参与发音和言语。如前牙缺失，对舌齿音"d"、唇齿音"f"、齿音"s"等都会有很大影响。

练习一　标准化操作规范

【目的要求】

通过对仪容仪表、健康要求、支点要求、工具的摆放及保养和安全防护知识的讲解，让学生从进入实验室的第一天就养成良好的工作习惯，掌握规范的标准化的操作方法。

【实验内容】

1. 实验室着装要求。

2. 健康维护。

3. 操作支点。

4. 工具的摆放及保养。

5. 安全防护知识。

【实验学时】

4 学时。

【实验步骤】

1. 仪容仪表 进入实验室前，必须将衣帽穿戴整齐，扣好所有纽扣（如袖口有扣，也应扣紧）。男生不得留长发，女生应将头发束紧，并把所有头发塞入帽内，帽子前沿

齐眉，露出双耳。不得留长指甲，不得佩戴首饰。老师
示范穿衣戴帽的要求，学生照做，并互相检查。

2. 健康维护 牙科技师室工作能导致脑力和体力疲
劳，在小的物体上操作时，肌肉始终处于紧张姿势。应
注意下列情况：

（1）工作位置 姿势不当可以引起疲劳、疼痛或不
适：头向前低下，脖颈后面有夹住的感觉，弯曲的脊椎
能引起背疼。不良姿势引起内部器官错位能损害人体的
健康。

① 站姿 垂直站立，双腿分开。这种姿势能保证站
立的最大稳定。重心主要落在脚的蹞趾上。站立时，想
象一条线从耳根下来，经过肩关节、髋关节、膝关节，
最后到踝关节（图 2 – 29）。

② 坐姿 调整座椅高度，垂直坐立时，大腿与地面

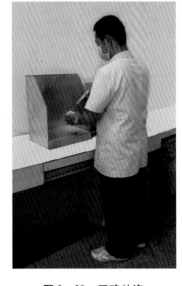

图 2 – 29 正确站姿

平行，小腿与大腿成 90°，两脚分开，与肩部等宽，脚尖微向外。挺直后背，想象一条
线经过耳根、肩和髋关节，要尽量向后靠住椅背。桌面与肘弯部等高，便于肘部支撑于
肘托。身体距离桌子边缘约一拳的距离。在台前工作时，身体要从腰部整体向前，不要
破坏了前面讲述的那条直线（图 2 – 30）。

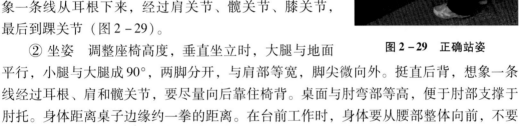

图 2 – 30 正确坐姿

（2）室内照明 牙科技师室要求照明条件好。如果可能，仪器放的位置不可阻挡
自然光从操作者的肩上照射过来。人工灯光在操作者的前上方，并且应对着正在制作的
工件。灯管应加保护套，使它不闪光。

（3）房间通风 控制房间的湿度，通风可使空气保持新鲜，环境舒适。通风应能
去除有害气体及多余灰尘。技师室应该有机械通风装置清除空气污染。可以把排气扇安
在污染产生的地方。

（4）噪音及振动 长期置身于噪音和振动声中会影响听力、身体健康及工作效率。
许多噪音在发源处就可排除，其他可用单独的防护装置防止其产生。机器正确定位及润
滑是必要的。如果非得靠近噪音仪器工作，应该使用软橡皮耳塞。把橡皮垫铺在仪器下
面及人员操作机器所站的地方，以减少振动影响。

3. 操作支点　牙科技师的任何操作都要有支点。

（1）手臂的支点　操作时，双侧小臂放于操作台面，小臂靠近肘部 1/3 处稳固的支撑在操作台边缘，作为最有力的支点，保证操作时双臂的稳定（图 2 - 31）。

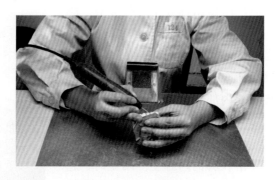

图 2 - 31　手臂的支点

（2）右手操作的支点

① 执笔式握持工具　右手无名指的指肚置于左手中修复体附近的某一位置，作为支点，此位置必须稳定且便于工具在修复体表面操作（图 2 - 32）。

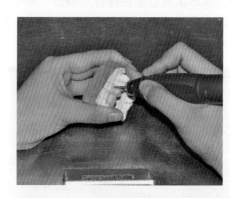

图 2 - 32　右手执笔式操作的支点

② 直握式握持工具　大拇指的指肚置于左手中修复体附近的某一位置，作为支点，此位置必须稳定且便于工具在修复体表面操作（图 2 - 33）。

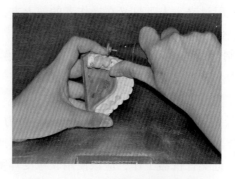

图 2 - 33　右手直握式操作的支点

学生手执滴蜡器练习找支点。

4. 工具的摆放及保养

（1）摆放

① 酒精灯 酒精灯放于操作者正前方，距工作台后缘30cm处，与人体中线基本一致。灯帽放于酒精灯右侧约2cm处，与酒精灯的连线平行于工作台边缘。

② 滴蜡器、雕刻刀、手术刀、软毛刷 放于操作者右侧，与中线平行，距中线约15cm，距工作台后缘约15cm，工作端朝向前方。

③ 蜡 蜡盒放于酒精灯后部，与酒精灯紧贴，与中线一致。

④ 分离剂 放于蜡盒的左侧，距蜡盒2cm处，与蜡盒的连线平行于工作台边缘。

⑤ 纸巾 放于操作者正前方，距工作台后缘约10cm（图2-34）。

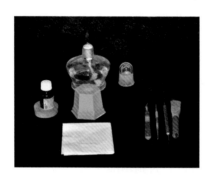

图2-34 工具正确摆放

（2）保养

① 工具操作端不可在火焰上长时间加热。

② 工具使用完毕后，在火焰上加热后用纸巾擦干净余蜡，使工具光洁如新。

③ 软毛刷用完后，用气枪对准毛刷把多余蜡屑吹干净。

④ 学生按要求摆放工具。

5. 安全防护知识 为保护自己及周围的人，应遵循下列安全措施：

（1）眼睛保护 时刻警惕会损害眼睛的东西，强光、酸、腐蚀性烟和飞扬颗粒。只要有一点损害眼睛的可能性存在，就应戴防护镜。

（2）手的保护 将手指甲修剪短以免积蓄脏东西或者裂开，引起指端受伤。技师室有些操作要求戴橡皮手套，有些要求戴绝缘手套或连指手套。天冷时常用护手霜防止手皲裂。抓破、割破、烧伤后应马上治疗，以减少感染的危险。患者戴的义齿可携带引起严重感染的生物体，接触义齿后，应用手刷、香皂、水经常洗手，保持干净。戒指及手链应拿掉，防止卷进旋转仪器中，这一点十分重要。

（3）保护头发 应将头发剪短，防止卷进旋转设备或手机里。长头发在靠近明火处会烧焦或点燃，故长发应完全塞入帽子内。

（4）尖锐器械 使用手术刀或雕刻刀时要注意找好支点，以免划伤手指。

（5）热源及易燃物

① 每一位牙科技师室专家和技师有义务知道当地报告火警的程序，必须知道灭火

器在哪里及如何使用。

② 使用完后，关掉有电热元件的仪器。这种装置在关闭后，仍然要热好长时间。

③ 使用酒精灯时的注意事项：酒精的量勿超过酒精灯容积的2/3，勿少于1/3；用前将灯芯松动，放出灯内挥发的酒精气体；酒精灯严禁对火；熄灭酒精灯时，不要用嘴吹灭，要使用灯帽盖灭火焰，取下灯帽，确认火已熄灭再盖上灯帽。

④ 使用煤气灯时的注意事项：点火时，先松开煤气灯的阀门，然后左手打开煤气开关，右手同时点火，勿泄露煤气；使用中适当调整火焰的大小，不可过大。7cm高的火焰足够供所有技师室操作使用；关火时，先关掉管道开关，再拧紧煤气灯的阀门。

（6）空气中灰尘及烟

① 确保所有的排气机工作正常。

② 酸或其他含毒烟物质应在排气罩下使用。

③ 所有酸容器应贴上标签，不用时要盖紧。放置时要防止溢出。

④ 打磨、抛光过程中戴合适的面具，以防止吸入空气中灰尘。

（7）用电安全

① 36V以下才是安全电压，而技师室常用设备的工作电压为220V。

② 一旦发现电路问题，马上报告。电源开关外壳和电线绝缘有破损不完整或带电部分外露时，应立即找电工修好，否则不准使用。

③ 插头松时容易导致电线发热，甚至可能引起火灾，应及时修理。应了解插座的最大功率，避免超负荷用电，否则可能引起火灾。

④ 技师室的有些仪器（比如烤瓷炉）要求保持通电状态，以确保操作时适当的功能。下班时，要拔掉所有不属于此类形电仪器的插头。

⑤ 湿手不能触摸开关、插座及其他带电的设备，不能用湿布擦拭使用中的电器，进行电器修理或搬动带电设备前必须先切断电源。

⑥ 使用电动工具如电钻等，须戴绝缘手套。

⑦ 遇有电器着火，应先切断电源再救火。

⑧ 发现有人触电，不能直接接触触电者，应用木棒或其他绝缘物将电源线挑开，使触电者脱离电源。

总之，实验室工作中，应注意个人的安全防护工作，使用设备器械时要严格按照要求正确操作。

【实验报告与评定】

书写酒精灯与煤气灯的使用注意事项。

练习二　滴蜡基本操作训练

滴蜡技术是一项合理化有价值的技术。成功的前提是以正确的方式把模型安装到半可调或全可调𬌗架上。

在技师室实际工作中，都是用蜡按1：1大小对牙齿进行三维形态恢复，因此有必要在学校学习阶段尽快掌握三维立体滴蜡技术。为了达到这一目的，我们先进行滴蜡基本操作训练。

【目的要求】

通过对滴蜡工具的认识，掌握滴蜡的基本操作要领。

【实验内容】

1. 对滴蜡工具的认识和使用。

2. 滴蜡练习

【实验学时】

8 学时。

【实验用品】

1. 器械　滴蜡器、酒精灯、电蜡刀、直尺、手术刀。

（1）滴蜡器（图 2 - 35）　此工具呈弯的探针形，适于滴蜡。根据工作需要的不同，滴蜡器有粗细之分，粗的适用于牙尖、轴面等用蜡量大的部位，细的适用于滴制牙尖嵴及边缘嵴等细微的部位（图 2 - 36、图 2 - 37）。它既有成品商品，也可用报废的医用探针磨制而成（图 2 - 38）。

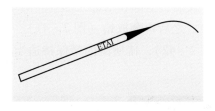

图 2 - 35　滴蜡器

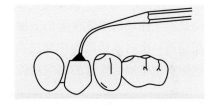

图 2 - 36　用粗滴蜡器大量加蜡

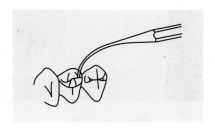

图 2 - 37　用细滴蜡器滴制细微部位

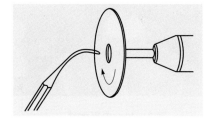

图 2 - 38　医用探针改制成滴蜡器

（2）电蜡刀（图 2 - 39）　有些技师喜欢使用电蜡刀，其特点为温度控制准确，操作简便。

1）用途　加蜡。

2）使用方法

① 将电蜡刀与控制器连接。

② 插上电源，打开开关。

③ 设定温度，待刀头升温。

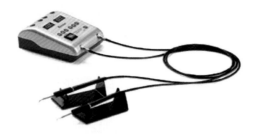

图 2 – 39　电蜡刀

④ 用热的刀头将蜡熔化，并加到需要的部位。

3）注意事项

① 不要触摸在使用中发烫的刀头。

② 不要堵住控制器的散热孔，避免过热起火。

③ 不要在湿度大、尘土多或喷洒水的地方使用。

④ 当发现异常噪音、异味和烟时，应立即断电，避免起火或触电。

2. 材料　红蜡片、彩色嵌体蜡。

【方法步骤】

1. 工具的加热方法　滴蜡器的工作端一般分为尖端、中部和根部三部分。滴蜡时，先把滴蜡器工作端的中部在火焰上加热（图 2 – 40），之后再蘸取蜡（图 2 – 41）。在滴蜡之前应再一次对滴蜡器的中部进行短时加热（图 2 – 42），使所蘸的蜡保持适当的温度，然后再把蜡滴到模型的相应部位上。

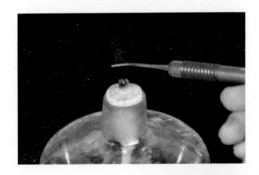

图 2 – 40　工具加热

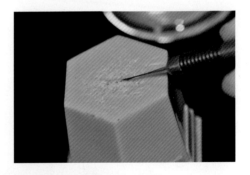

图 2 – 41　蘸蜡

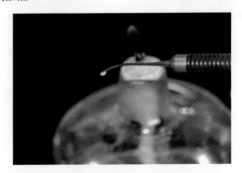

图 2 – 42　再次加热

2. 滴蜡技术

（1）制作基底冠方法

① 浸蜡法　将干净的蜡在恒温器皿中融化，然后用代型在蜡液中蘸取适量蜡完成内冠的制作。蜡必须缓慢地融化，避免温度过高引起蜡冒烟或燃烧。找出代型的最高点，将其作为最开始进入蜡液的点。将代型浸入融化的蜡液中，超过颈缘线 2 ~ 3mm，取出代型使蜡冷却。操作时应注意，进入蜡液速度要快，取出时，代型的最高点要最后从恒温器皿中取出。应保证基底冠蜡型厚度约为 0.3mm（图 2 – 43）。

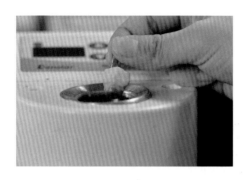

图 2 – 43　浸蜡法

② 滴蜡法　通过使用电蜡刀或滴蜡器将融化的蜡添加在代型表面。多次添加，每次添加时应与上次所加的蜡重叠，并且将已加上的蜡边缘再融化。在操作中应连续地、快速地滴蜡，直至形成 0.4 ~ 0.5mm 厚的基底冠蜡型。注意：如果每次添加，没有把已加上蜡的边缘再融化，或是用热度不够的器械加蜡，会在蜡型的内表面产生潮纹或空隙（图 2 – 44）。

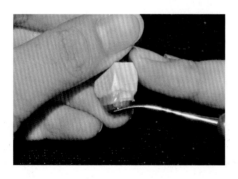

图 2 – 44　滴蜡法

（2）温度和蜡量的控制　在滴蜡过程中，一定要选择正确的火焰加热，以获得合理的温度。因为在温度低时容易控制蜡的硬化，温度高时蜡在硬化过程中会向蜡块和热量的中心收缩。温度下降得越快，蜡型内部的张力越大，产生的内应力就越大。为了降低这种内应力，应尽可能用较低的温度滴蜡。在滴蜡时要反复练习对蜡量和温度的控制。要使蜡流向工具的尖端而滴不下去，只有当滴蜡器尖端接触到待滴点时才会流下来。当工具尖端移动时，蜡滴还会被拉伸变形。例如在滴制蜡锥时，可向冷却中的蜡吹气，并把工具向上拉（图2-45），使蜡滴提起形成锥状。

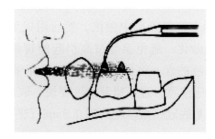

图2-45 蜡锥形成

（3）滴蜡练习

1）**串珠状蜡的滴制** 在一张红蜡片上用滴蜡器滴制一蜡球，待第一个蜡球凝固后，往上堆加第二个蜡球，如此重复滴制若干个蜡球，使整体蜡球滴制后形成"糖葫芦"状（图2-46）。练习过程中要控制好温度及蜡量。温度高，蜡量大，蜡就会流下去覆盖前一蜡球；温度低，蜡量少，蜡不仅很难从滴蜡器上流下去，还不能与前一蜡球很好结合。练习时可采用多种颜色的蜡，以便看清串珠的效果。

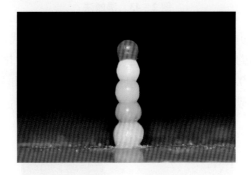

图2-46 串珠蜡

2）**蜡锥的滴制**

① 在一张红蜡片上用雕刻刀划纵、横相交的平行线，其间距为7mm（图2-47）。

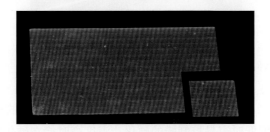

图2-47 滴制蜡滴前的准备

② 在交叉点的位置滴制高度为5mm的蜡锥。在酒精灯的外焰部轻轻加热滴蜡器工作端的中部，蘸取蜡后，放在交叉点上，利用手指的力量缓缓转动并向上提升，边转动边用嘴吹气以加快蜡的凝固。滴制蜡锥时，蜡锥的高度主要依靠蜡的表面张力、蜡量及

工作端的温度和提拉技巧来调节。因此，滴制蜡锥时，除选用优质的蜡外，主要练习工具的使用和对蜡量、温度的控制（图 2 - 48、图 2 - 49）。

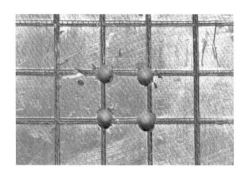

图 2 - 48　蜡锥上面观

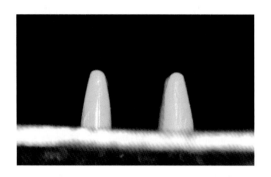

图 2 - 49　蜡锥侧面观

　　3）峭的滴制　在红蜡片的 4 个交叉点上完成蜡锥的滴制后，进一步练习峭的滴制。在蜡锥的下方加蜡，向蜡锥的尖端缓缓拉动滴蜡器的工作端，形成峭。峭的滴制，不能降低蜡锥的高度。在峭的滴制过程中，采用不同颜色的蜡，便于看清加蜡的效果（图 2 - 50、图 2 - 51）。

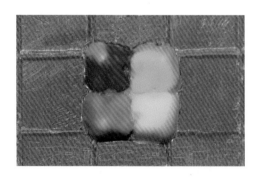

图 2 - 50　峭的上面观

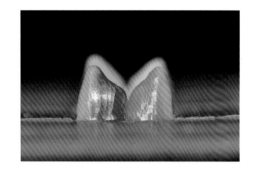

图 2 - 51　峭的侧面观

4 个蜡锥的峭完成后，在峭与峭的连接处，自然就形成了沟和窝。

【注意事项】

1. 严格按照要求使用滴蜡工具。

2. 操作过程中控制蜡温、蜡量及峭的走行方向。

【实验报告与评定】

根据滴蜡练习的操作过程及完成滴蜡练习作品的质量给予评定。

第二节　牙体形态与牙体实践练习

恒牙是人的第二副牙，共有 28 ~ 32 个。左右同名牙的形态相同，因此恒牙共有 14 ~ 16 种形态。按牙的形态和功能的不同可分为切牙、尖牙、前磨牙和磨牙 4 种类形。

一、切牙组

切牙位于口腔前部，上下左右共 8 个，位于中线两侧者为中切牙，位于中切牙远中侧者为侧切牙。上颌中切牙比上颌侧切牙大，而下颌中切牙比下颌侧切牙略小。牙冠由唇面、舌面、近中面和远中面及切嵴构成。切牙的主要功能为切断食物，因此切嵴较明显，当上下切牙切嵴相对时发挥切割食物的功能。唇面似梯形，颈部缩窄，以便容纳龈乳突。切颈径大于近远中径，表面光滑平坦，有两条较浅的纵行发育沟，有利于自洁且美观。邻面呈三角形，顶为切端，底为颈缘。舌面中央凹陷形成舌窝，有利于食物排溢，近远中边缘突起成嵴，釉质增厚，在下颌做前伸运动时，下颌切牙的切嵴沿上颌切牙的近远中边缘嵴滑行引导下颌运动。切牙唇面的外形高点均在颈 1/3 的唇颈嵴处，舌面的外形高点在舌面隆突处，此处釉质明显增厚，可以提高颈部强度，并且有利于牙龈健康。

（一）上颌中切牙

上颌中切牙是切牙中体积最大、前牙中近远中径最宽、牙弓中位置最靠前的牙。

1. 牙冠 牙冠长度是全口牙中最长的，包括尖牙在内。

（1）唇面 近中缘①较直，曲率小；远中缘②略突，较近中缘①曲率大；切缘③和近中缘①相交而成的近中切角④近似直角，与远中缘②形成的远中切角⑤略为圆钝，借以区分左右。切缘初萌时圆凸为嵴，可见三个切缘结节⑥，随着功能性磨耗逐渐变成锐利的边缘。切缘 1/3 处有两条发育沟⑦，将唇面分为三份，此沟源于牙齿发育时三个生长叶之间的间隔。外形高点位于颈 1/3 的唇颈嵴处⑧（图 2-52）。

（2）舌面 较唇面稍小。中央凹陷成窝，称为舌窝①。周边突起成嵴，近远中分别称为近中边缘嵴②和远中边缘嵴③，在下颌做前伸运动时起导向作用。在切端位于切缘舌侧者称为切嵴④，切嵴主要发挥切割功能。颈部光滑的半月形隆起称为舌面隆突⑤，其位置并非居中而是稍偏远中，故近中边缘嵴②长度要大于远中边缘嵴③（图 2-53）。

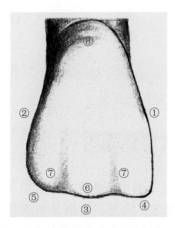

图 2-52 右侧上颌中切牙唇面

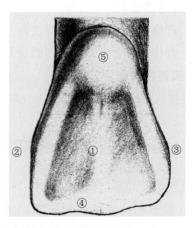

图 2-53 右侧上颌中切牙舌面

（3）邻面　邻面呈三角形，顶为切端①，底为颈缘②。颈曲线呈弓形，该弧的最低点③靠近唇面④。近中接触区⑤位于切1/3靠近切角。远中面似近中面但稍短而圆突，接触区⑥在切1/3，距切角稍远（图2-54）。

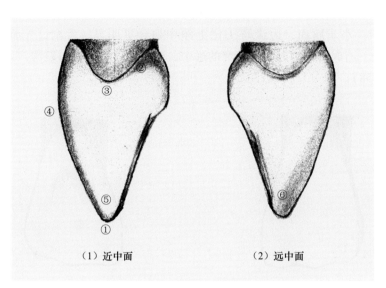

（1）近中面　　　　　　　（2）远中面

图2-54　右侧上颌中切牙近远中面

（4）切嵴　唇侧①切端较平构成切缘②，舌侧③切端圆突成嵴，称切嵴④，与下颌中切牙的切嵴接触时发挥切割功能。切嵴位于牙体长轴的唇侧（图2-55）。

2. 牙根　为单根，粗壮而直，唇侧宽于舌侧，颈部的横切面呈圆三角形，根长较冠长稍长。根尖略偏向远中（图2-56）。

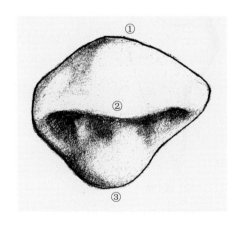

图2-55　右侧上颌中切牙切嵴

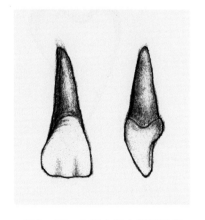

图2-56　右侧上颌中切牙牙根

（二）上颌侧切牙

上颌侧切牙形态与上颌中切牙相似，但比中切牙小。它是切牙中唇面最突、舌窝最深、远中切角最为圆钝者。上颌侧切牙变异较多，如呈锥形或先天缺失。

1. 牙冠

（1）唇面 呈梯形，切颈径大于近远中径。较窄小圆突，近中缘较长①，远中缘较短②，与切缘③弧形相连，因而切缘明显斜向远中。近中切角④似锐角，远中切角⑤呈圆弧形。发育沟⑥不如中切牙明显。外形高点在颈1/3处⑦（图2-57）。

（2）舌面 小于唇面，边缘嵴①比上颌中切牙更明显，舌窝②窄而深，舌面隆突③位置居中。有时有沟越过舌面隆突的远中，延伸到根颈部成为裂沟，为龋病的好发部位（图2-58）。

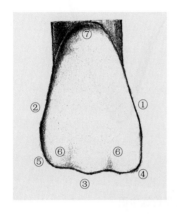

图2-57 右侧上颌侧切牙唇面

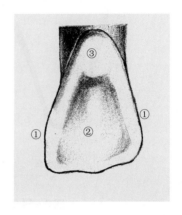

图2-58 右侧上颌侧切牙舌面

（3）邻面 略呈三角形，切颈径大于唇舌径，近中面较平，远中面圆突，近远中接触区①均在切1/3，距切角②稍远（图2-59）。

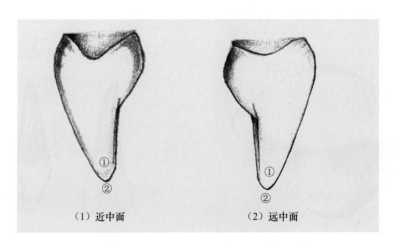

（1）近中面 （2）远中面

图2-59 右侧上颌侧切牙近远中面

（4）切嵴 从切端观看，向远中舌侧①倾斜度较中切牙大，似与远中面②延续（图2-60）。

2. 牙根 为单根，较中切牙细而长，唇侧宽于舌侧，根颈横切面为卵圆形，根长大于冠长，常是冠长的1.5倍。根尖多偏向远中（图2-61）。

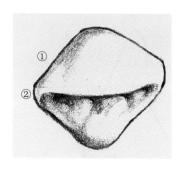

图 2-60 右侧上颌侧切牙切嵴

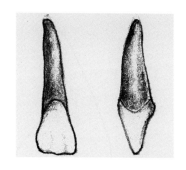

图 2-61 右侧上颌侧切牙牙根

（三）下颌中切牙

下颌中切牙是全口牙中体积最小、形态最为对称、位于中线两侧、离体后较难区分左右的牙齿。

1. 牙冠

（1）唇面 近似一窄长梯形，切颈径大于近远中径，光滑平坦，宽度约为上颌中切牙的 2/3，近中缘①与远中缘②对称，近中切角③与远中切角④相等，切缘平直，唇颈嵴⑤位于颈 1/3，较上颌中切牙低平（图 2-62）。

（2）舌面 无明显的近远中边缘嵴①，舌窝②较浅，与边缘嵴延续成坡状。舌面隆突③较小，居中，无裂沟（图 2-63）。

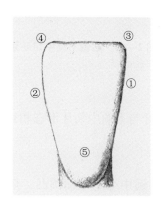

图 2-62 右侧下颌中切牙唇面

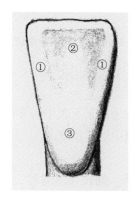

图 2-63 右侧下颌中切牙舌面

（3）邻面 略呈三角形，颈缘线①弧度较上颌中切牙小，近远中接触区②均在切 1/3 处，靠近切角③（图 2-64）。

（4）切嵴 平直，切嵴①位于牙体长轴上或稍偏舌侧，当上下切牙切嵴对刃时，起切割作用（图 2-65）。

2. 牙根 为扁形单根，唇舌径为近远中径的 2 倍，近远中根面可见一纵形狭长凹陷，根中 1/3 横切面呈葫芦形。远中面凹陷较深，可以区分左右，根尖段略偏向远中（图 2-66）。

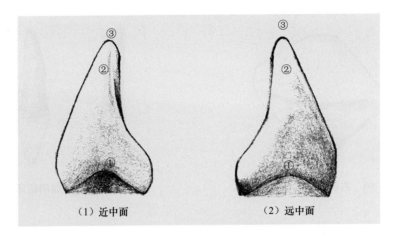

（1）近中面　　　　　　　　（2）远中面

图 2 - 64　右侧下颌中切牙近远中面

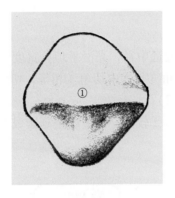

图 2 - 65　右侧下颌中切牙切嵴

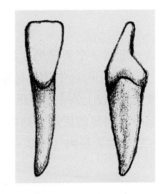

图 2 - 66　右侧下颌中切牙牙根

（四）下颌侧切牙

下颌侧切牙位于下颌中切牙的远中，下颌侧切牙与下颌中切牙形态相近，但是下颌侧切牙比下颌中切牙稍宽。

1. 牙冠

（1）唇面　细长且不对称，近中缘①长而直，远中缘②短而圆凸，切缘③向远中倾斜，远中切角④较近中切角⑤圆钝。发育沟⑥较下颌中切牙明显（图 2 - 67）。

（2）舌面　舌窝①、边缘嵴均较下颌中切牙明显，近中边缘嵴②比远中边缘嵴③稍长些，舌面隆突④小且偏远中（图 2 - 68）。

（3）邻面　为狭长的三角形，近中接触区①在切 1/3 靠近切角，远中接触区②在切 1/3 距切角稍远。近中面颈曲度③比远中面④稍大（图 2 - 69）。

（4）切嵴　由近中向远中舌侧扭转，切嵴①位于牙长轴的舌侧。当上下切牙切嵴相对时起切割作用（图 2 - 70）。

2. 牙根　牙根为扁圆形单根，比下颌中切牙牙根宽、粗、长，根较直，根尖偏向远中（图 2 - 71）。

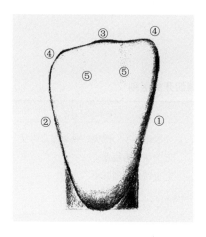

图 2 –67 右侧下颌侧切牙唇面

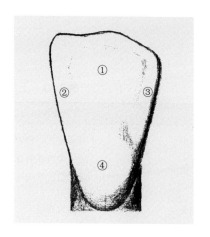

图 2 –68 右侧下颌侧切牙舌面

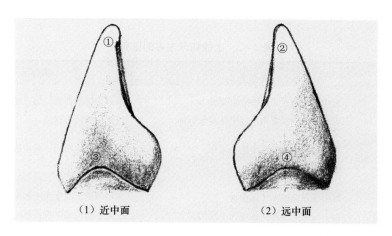

（1）近中面 （2）远中面

图 2 –69 右侧下颌侧切牙近远中面

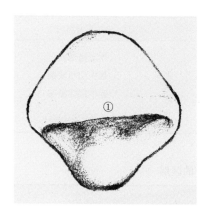

图 2 –70 右侧下颌侧切牙切嵴

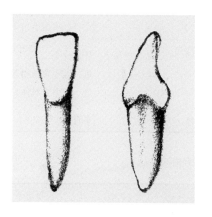

图 2 –71 右侧下颌侧切牙牙根

小　结

表 2 - 1　上颌中切牙与上颌侧切牙的区别

	上颌中切牙	上颌侧切牙
唇面	牙冠宽大，较平坦	牙冠略窄小、圆突，颈部缩窄明显
	近中切角近似直角	近中切角为锐角
	远中切角略圆钝	远中切角呈圆弧形
舌面	舌窝大而浅	舌窝窄而深
	舌面隆突偏远中	舌面隆突居中
切嵴	近远中径较宽	近远中径较窄
	较平直	远中斜向颈部、舌侧

表 2 - 2　上颌切牙左右的区别

	中切牙	侧切牙
唇面	近中缘长而直，远中缘短而突	近中缘长而直，远中缘短而突
	近中切角近似直角，远中切角较圆钝	近中切角为锐角，远中切角更圆钝
舌面	近中边缘嵴长，远中边缘嵴短	近中边缘嵴长，远中边缘嵴短
	舌面隆突偏远中	舌面隆突居中
邻面	近中面颈曲度大于远中面	近中面颈曲度大于远中面
	近中面大而平坦，远中面小而圆突	近中面大而平坦，远中面小而圆突
切嵴	向远中倾斜	向远中倾斜更明显

表 2 - 3　下颌中切牙与侧切牙的区别

	下颌中切牙	下颌侧切牙
唇面	牙冠较窄	牙冠稍宽
	近、远中切角相等	远中切角较圆钝
	近、远中缘对称	远中缘较圆突
切缘	平直	略斜向远中

表 2 - 4　上下颌切牙的区别

	上颌切牙	下颌切牙
唇面	牙冠宽大	牙冠窄小
	发育沟明显	发育沟不明显

续表

	上颌切牙	下颌切牙
舌面	边缘嵴明显 舌窝较深 舌面隆突大而显著	边缘嵴不明显 舌窝较浅 舌面隆突较小，不明显
邻面	切嵴在牙体长轴的唇侧	切嵴在牙体长轴上或稍偏舌侧

练习一　切牙组牙体绘图

【目的要求】

通过切牙组牙体形态的绘图练习，进一步掌握牙齿的轮廓特征。

【实验内容】

1. 2 倍比例绘图。

2. 牙面绘图。

【实验学时】

12 学时。

【实验用品】

直尺、HB 铅笔、橡皮、美术本。

【牙齿数据】

在进行绘图练习时，首先要用到牙齿数据。例如牙的全长、冠长、冠宽、冠厚等。牙齿数据列表如下（表 2 - 5）：

表 2 - 5　放大 2 倍的牙齿数据表（单位为 mm）

	全长	冠长	根长	冠宽	颈宽	冠厚	颈厚
上颌牙							
中切牙	22.8	11.5	11.3	8.6	6.3	7.1	6.2
侧切牙	21.5	10.1	11.5	7.0	5.0	6.4	5.9
尖牙	25.2	11.0	14.2	7.9	5.7	8.2	7.7
第一前磨牙	20.5	8.5	12.1	7.2	4.9	9.5	8.4
第二前磨牙	20.5	7.8	12.7	6.7	4.6	9.3	8.3
第一磨牙	19.7	7.3	12.4	10.1	7.6	11.3	10.5
第二磨牙	19.3	7.4	11.9	9.6	7.6	11.4	10.7
第三磨牙	17.9	7.3	10.6	9.1	7.3	11.2	10.3
下颌牙							
中切牙	19.9	9.0	10.7	5.4	3.6	5.7	5.3
侧切牙	21.0	9.5	11.5	6.1	4.0	6.2	5.9

续表

	全长	冠长	根长	冠宽	颈宽	冠厚	颈厚
尖牙	24.6	11.1	13.5	7.0	5.4	7.9	7.5
第一前磨牙	20.9	8.7	12.3	7.1	4.9	7.9	6.9
第二前磨牙	20.5	7.9	12.6	7.1	4.9	8.3	7.0
第一磨牙	20.5	7.6	12.9	11.2	8.9	10.5	8.6
第二磨牙	19.1	7.6	12.3	10.7	8.5	10.4	8.7
第三磨牙	18.0	7.1	12.9	11.1	9.2	10.4	8.9

（引自第四军医大学王惠芸资料）

注：1. 全长为牙切缘或牙尖顶至根尖的垂直距离。

2. 冠长为牙切缘或牙尖顶至颈缘顶点间的垂直距离（图2-72）。

3. 根长为颈缘顶点至根尖末端的垂直距离。

4. 冠宽为牙冠近中面与远中面最突出点间的水平距离（图2-72）。

5. 颈宽为牙颈缘近中面与远中面最突出点两者间的水平距离（图2-72）。

6. 冠厚为牙冠唇（颊）面与舌面两者最突点间的水平距离（图2-72）。

7. 颈厚为牙颈唇（颊）面与舌面颈缘顶两者间的水平距离（图2-72）。

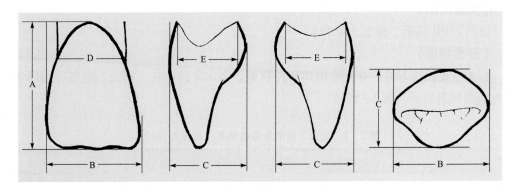

A. 冠长　B. 冠宽　C. 冠厚　D. 颈宽　E. 颈厚

图2-72　牙体测量应用名词

【方法步骤】

1. 牙体绘图

（1）画出绘图框：根据牙体全长及冠宽画出绘图框，再根据冠根长度定出冠根分界线，然后确定中线的位置。

（2）绘制远中缘及远中切（𬌗）缘：根据各牙的解剖外形定出远中邻接点的位置，绘制远中缘及远中切（𬌗）缘。

（3）绘制近中缘及近中切（𬌗）缘：根据近中邻接点的位置，绘制近中缘及近中切（𬌗）缘，与远中切缘相连完成切（𬌗）缘。

（4）绘制颈缘曲线：根据颈部宽度，绘制颈缘曲线，与近远中缘相连完成冠部唇（颊）面绘图。

（5）定出根尖所在位置，然后形成远中根缘线。

（6）形成近中根缘线，完成牙体唇（颊）面绘图。

1）右上颌中切牙的画法见图2-73。

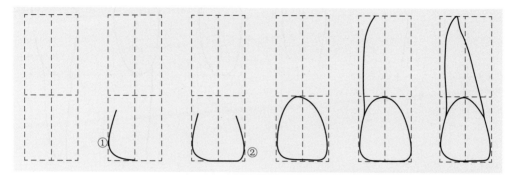

①远中邻接点到切缘的距离是冠长的1/3　②近中邻接点到切缘的距离是冠长的1/5

图2-73　右上颌中切牙的画法

2）右上颌侧切牙的画法见图2-74。

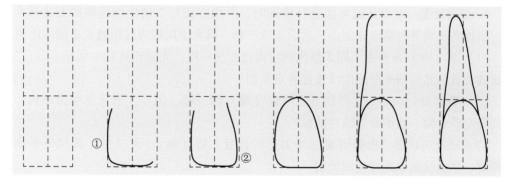

①远中邻接点到切缘的距离是冠长的1/3　②近中邻接点到切缘的距离是冠长的1/5

图2-74　右上颌侧切牙的画法

3）右下颌中切牙的画法见图2-75。

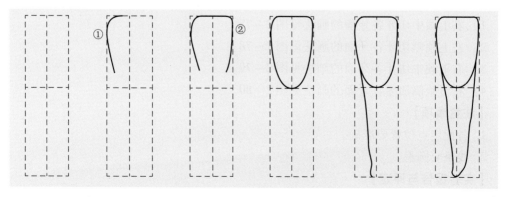

①远中邻接点到切缘的距离是冠长的1/5　②近中邻接点到切缘的距离是冠长的1/6

图2-75　右下颌中切牙的画法

4）右下颌侧切牙的画法见图 2 – 76。

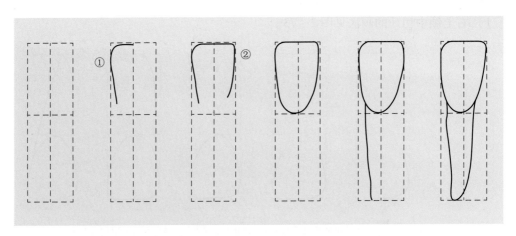

①远中邻接点到切缘的距离是冠长的 1/5　②近中邻接点到切缘的距离是冠长的 1/6

图 2 – 76　右下颌侧切牙的画法

2. 牙面绘图　在对牙冠各面进行绘图时，所用方法与 2 倍比例绘图的方法基本相同，根据各面的外形高点先定点，然后连线绘制，其大小同样为线距放大 2 倍的比例。

（1）唇（颊）面绘图　同 2 倍比例绘图的方法一样，先定出近远中邻接点的位置、颈缘的位置，然后用光滑的曲线连接各点绘制。

（2）舌（腭）面绘图　绘制方法同唇（颊）面一样，但要注意舌侧细微结构，如舌面隆突、舌窝、边缘嵴等结构的描绘。

（3）近中面绘图　根据切端（牙尖）的位置，唇（颊）、舌（腭）面的外形高点及颈宽、颈曲线曲率进行连线绘制。

（4）远中面绘图　方法同近中面一样。

（5）切（𬌗）面绘图　根据唇（颊）、舌（腭）面、近远中面的外形轮廓进行切（𬌗）面的绘制，在此应注意切（𬌗）面解剖特点，如前牙舌窝、后牙的三角嵴、边缘嵴、窝沟等的形态再现。

1）右上颌中切牙各牙面的画法见图 2 – 77。

2）右上颌侧切牙各牙面的画法见图 2 – 78。

3）右下颌中切牙各牙面的画法见图 2 – 79。

4）右下颌侧切牙各牙面的画法见图 2 – 80。

【注意事项】

1. 各面定点位置要准确。

2. 线条要圆滑。

【实验报告与评定】

根据绘图过程是否规范及绘图质量给予评定。

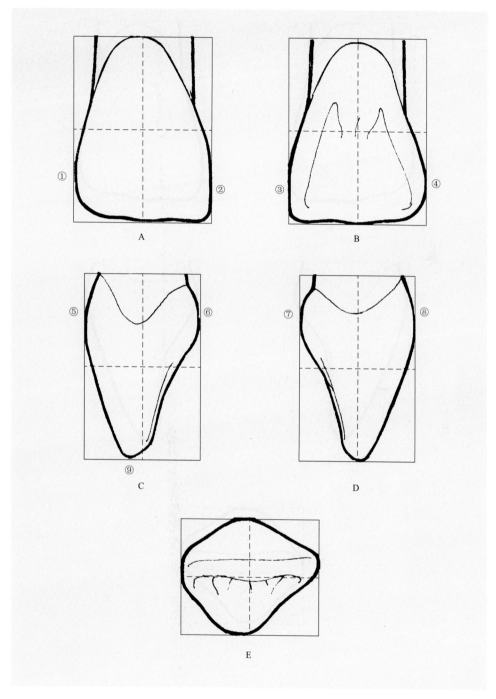

①、②、③、④位置同牙体绘图　⑤、⑧唇面外形高点到颈缘的距离是冠长的1/6，略偏颈部
⑥、⑦舌面外形高点到颈缘的距离是冠长的1/8　⑨切嵴偏唇侧，到唇面的距离是冠厚的2/5
A. 唇面　B. 舌面　C. 近中面　D. 远中面　E. 切端

图 2 - 77　右上颌中切牙各牙面的画法

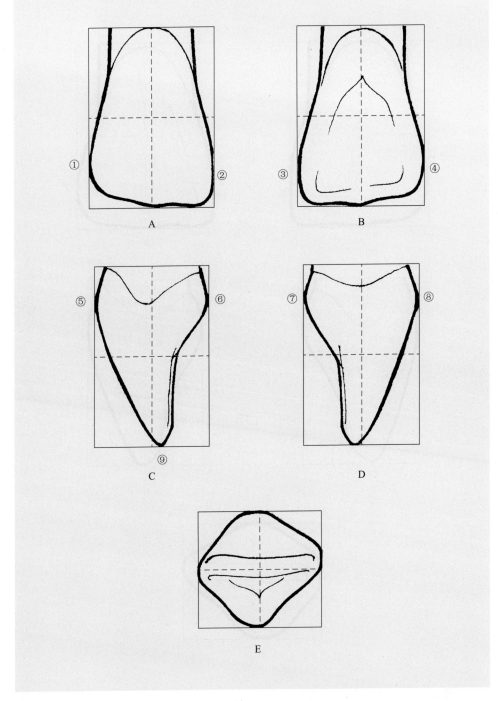

①、②、③、④位置同牙体绘图　⑤、⑧唇面外形高点到颈缘的距离是冠长的1/8　⑥、⑦舌面
外形高点到颈缘的距离是冠长的1/6　⑨切嵴偏舌侧，到唇面的距离是冠厚的3/5
　　　A. 唇面　B. 舌面　C. 近中面　D. 远中面　E. 切端

图 2 - 78　右上颌侧切牙各牙面的画法

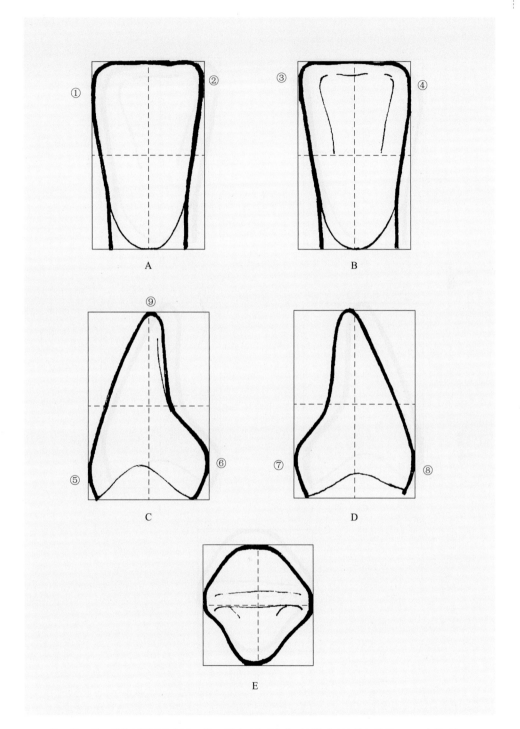

①、②、③、④位置同牙体绘图 ⑤、⑧唇面外形高点到颈缘的距离是冠长的1/6，略偏颈部
⑥、⑦舌面外形高点到颈缘的距离是冠长的1/6 ⑨切嵴到唇面的距离是冠厚的1/2，略偏舌侧
A. 唇面 B. 舌面 C. 近中面 D. 远中面 E. 切端

图2−79 右下颌中切牙各牙面的画法

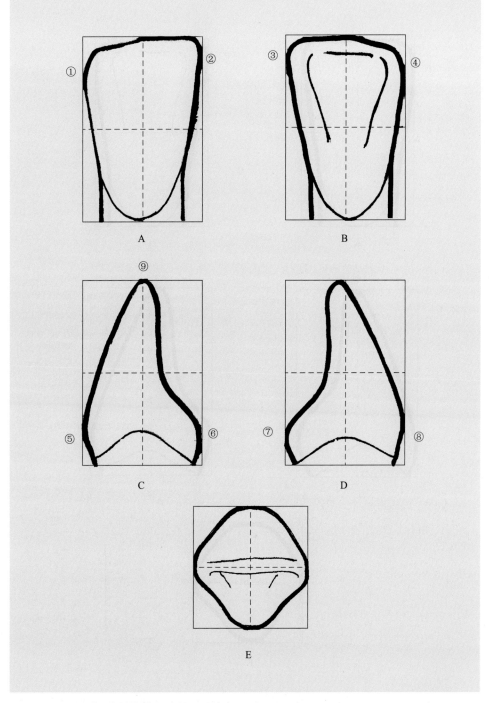

①、②、③、④位置同牙体绘图　⑤、⑧唇面外形高点到颈缘的距离是冠长的1/6，略偏颈部
⑥、⑦舌面外形高点到颈缘的距离是冠长的1/6　⑨切嵴到唇面的距离是冠厚的1/2，略偏舌侧

A. 唇面　B. 舌面　C. 近中面　D. 远中面　E. 切端

图2-80　右下颌侧切牙各牙面的画法

练习二　上颌中切牙滴蜡成形

在学习了牙齿形态理论知识后，运用滴蜡成形的方法，通过对牙齿尖、窝、沟、嵴、结节等细微结构的滴蜡，逐步完成牙齿形态。在模仿形态的同时，强调牙齿各细微结构具有的功能，加深对功能、形态一致性的认识。通过对牙齿的滴蜡成形，进一步掌握牙齿轮廓特征及功能；同时也为学习功能性滴蜡技术打下坚实的基础。

对前牙滴蜡时，一般先滴出轴面框架，确定牙齿的长、宽、厚，然后在框架内滴蜡，滴出各面细微结构，完成牙齿形态；对后牙滴蜡时，先形成牙冠颈2/3的轴面形态，在𬌗面形成平台状，然后分别恢复各个牙尖的细微结构，完成牙齿形态。

【目的要求】

1. 通过滴蜡练习，掌握上颌中切牙解剖形态特点。

2. 认识上颌中切牙形态结构的功能。

3. 加强滴蜡过程中对蜡温和蜡量的控制。

【实验内容】

在圆盘上完成上颌中切牙的滴蜡成形。

【实验学时】

24学时。

【准备工作】

1. 器材准备

（1）实验工具　电蜡刀、雕刻刀、软毛刷、滴蜡器、手术刀、直尺（图2-81）。

（2）实验材料　分离剂、内衬蜡、颈缘蜡、嵌体蜡（图2-82）。

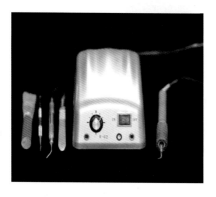

图2-81　实验工具

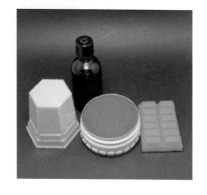

图2-82　实验材料

2. 圆盘准备　准备上颌中切牙的离体牙，翻制4颗石膏牙：一颗作为参照牙；一颗制备为预备体的形态，即以颈缘线为肩台，牙冠整体磨除1~2mm，用于制作全冠蜡型；另两颗分别制备近中和远中部分，形成预备体，用于分区制作蜡型。将4颗牙分别在根部打孔、插钉，形成可摘卸的代型，放置于一个圆盘上，形成上颌中切牙圆盘（图2-83）。

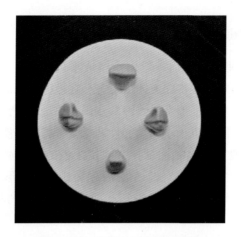

图 2 - 83　上颌中切牙圆盘模型

【方法步骤】

（一）分区制作中切牙形态

1. 制作近中部分

（1）涂分离剂　在预备体表面均匀涂布分离剂，并超过颈缘线2mm。注意在肩台处不要过多，以免影响冠的密合度。多余的分离剂可用吸水纸吸走（图2-84）。

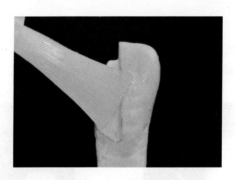

图 2 - 84　涂分离剂

（2）滴内衬蜡　用电蜡刀蘸取内衬蜡，工作端与预备体表面平行，拉动电蜡刀，均匀滴一层厚约0.3mm的内衬蜡，范围应超过颈缘线1mm，这样可以有效地增加蜡型与预备体之间的密合度，防止蜡收缩引起边缘不密合（图2-85）。

（3）确定近中切角的位置　测量切缘中点到近中切角和近中面颈曲线顶点到近中切角的距离，从而确定近中切角的位置。用电蜡刀蘸取嵌体蜡，从预备体近中切角处开始滴蜡，并斜向上、外提拉电蜡刀，方向与牙体长轴成45°，提拉中可用嘴轻轻吹气，辅助降温，以加快蜡的凝固，形成直径约1mm的蜡柱。可多次滴蜡，根据测量的参照牙的数据修整蜡柱的长度，完成近中切角的定位（图2-86~图2-90）。

（4）形成切缘的近中部分　连接蜡柱与切缘中点，向远中部移行，形成切缘（图2-91）。切缘近中部比远中稍平直。

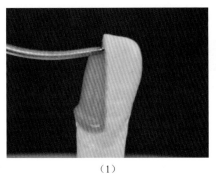
（1）

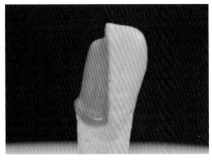
（2）

图 2 - 85　滴内衬蜡

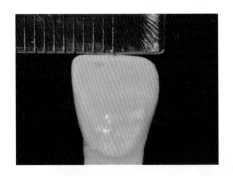

图 2 - 86　测量切缘中点到近中切角的距离

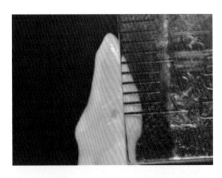

图 2 - 87　测量近中面颈曲线顶点到近中切角的距离

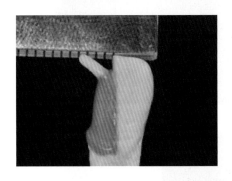

图 2 - 88　测量切缘中点到近中切角的距离

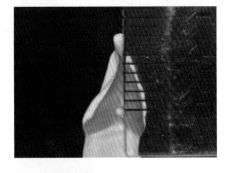

图 2 - 89　测量近中面颈曲线顶点到近中切角的距离

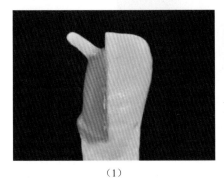
（1）

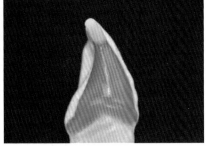
（2）

图 2 - 90　确定近中切角的宽度

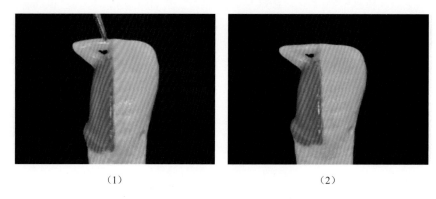

（1）　　　　　　　　　　　　　　　（2）

图 2 - 91　形成切缘的近中部分

（5）恢复唇面颈部近中部分　唇面颈部外形高点是一个重要的解剖特征。外形高点到颈缘位置形成中切牙唇面颈部平面，为了保证冠与龈组织的和谐，唇侧颈嵴的突度要与牙龈外形相协调。过突会使牙龈失去食物的生理性按摩作用而萎缩；突度不够，食物会直接撞击牙龈而引发牙龈炎症。外形高点至颈缘为中切牙颈部平面，一部分伸入牙龈，适当扩张龈缘，保持牙龈健康。沿颈缘线，在颈 1/3 近中部滴蜡，向远中移行，形成唇颈嵴，为唇面的外形高点（图 2 - 92）。颈部近中比远中突度稍大。

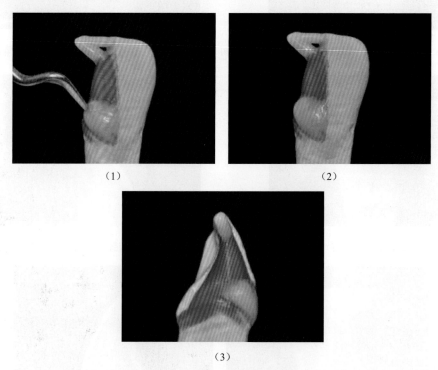

（1）　　　　　　　　　　　　　　　（2）

（3）

图 2 - 92　完成颈部外形高点

（6）形成近中缘　从近中切角处开始，向颈部滴一纵向蜡条，近中切角近似直角。到中 1/3 处逐渐向牙体中部缩窄，使颈部明显窄于切端，形成近中缘（图 2 - 93）。近中缘比远中缘稍长且直，近中切角近似直角。

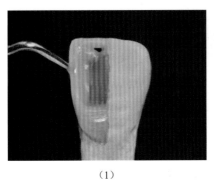
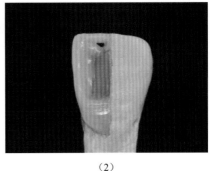

（1）　　　　　　　　　　　　（2）

图 2 - 93　形成近中缘

（7）形成唇面凸点　唇面凸点位于唇面切 1/3 与中 1/3 交界处，从唇面凸点起向切缘处明显回收，形成中切牙切端平面，使牙冠不会显得外凸。此处由近中开始，横向滴一蜡条，微微隆起，与远中部移行，形成唇面凸点（图 2 - 94）；并向切缘加蜡，形成切端平面（图 2 - 95、图 2 - 96）。

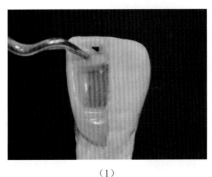
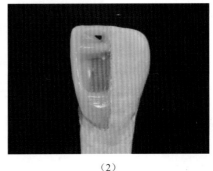

（1）　　　　　　　　　　　　（2）

图 2 - 94　形成唇面凸点

（8）完成唇面形态　将唇面框架内剩余的区域填充并修整，形成中部平面（图2 - 97）。从唇面观察，近中切角较直，远中切角圆钝，借以区分左右。从切缘观察，中切牙唇面远中部分比近中向舌侧倾斜明显，此种特征与牙弓弧度一致。从邻面观察，中切牙唇面明显符合三平面特征，有利于美观。

（9）形成舌面隆突　作为舌侧的外形高点，同样对牙龈健康有着重要的作用。在舌面颈 1/3 近中滴蜡，与远中移行，形成半月形舌面隆突，为舌面的外形高点（图2 - 98）。

（10）形成近中边缘嵴　连接近中切角与舌面隆突，形成近中边缘嵴。边缘嵴同样为纵向隆起的蜡条，因此处与下颌中切牙切缘发生咬𬌗接触，并引导下颌前伸运动，故其隆起程度明显大于唇面的近中缘。从切角开始，边缘嵴即向舌面

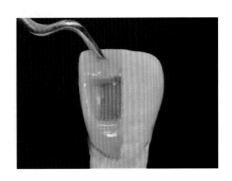

图 2 - 95　向切缘滴蜡

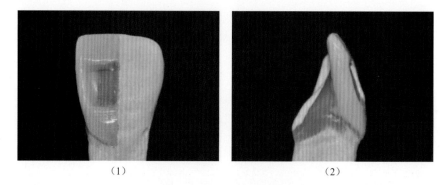

（1）　　　　　　　　　　　　　（2）

图 2 - 96　形成切端平面

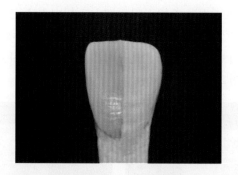

图 2 - 97　完成唇面形态

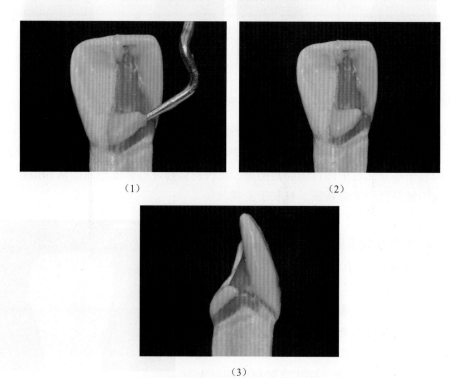

（1）　　　　　　　　　　　　　（2）

（3）

图 2 - 98　形成舌面隆突

的中部缩窄，使得舌面明显窄于唇面（图2-99）。

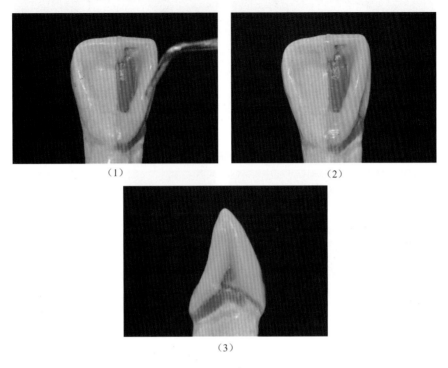

（1）　　　　　　　　　　　　（2）

（3）

图 2-99　形成近中边缘嵴

（11）形成切嵴的近中部分　在切缘舌侧从近中切角开始，向远中横向滴蜡，与远中部移行，形成切嵴（图2-100）。切嵴中部稍厚，近中部分稍薄。

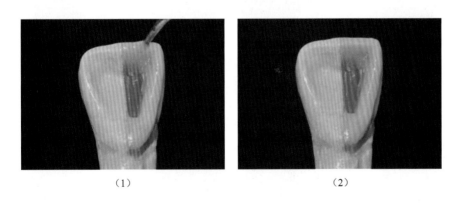

（1）　　　　　　　　　　　　（2）

图 2-100　形成切嵴近中部分

（12）完成舌面形态　在舌窝近中滴蜡，窝底滴蜡不可过多，完成舌面形态（图2-101）。

（13）完成近中面　在近中面框架内滴蜡。近中面较平直，外形高点位于切1/3靠近切角处（图2-102）。

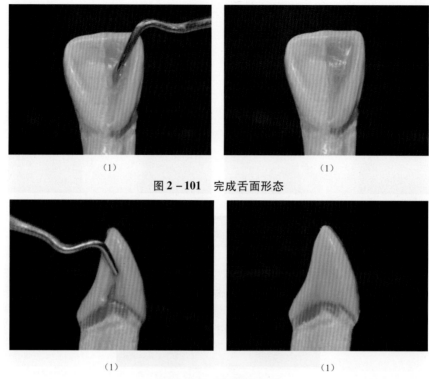

图2-101 完成舌面形态

图2-102 完成近中面

（14）精修蜡型　用雕刻刀修整蜡型，用丝巾轻轻擦拭表面，完成最终形态。唇、舌、邻面形成三平面的形态特征（图2-103）。

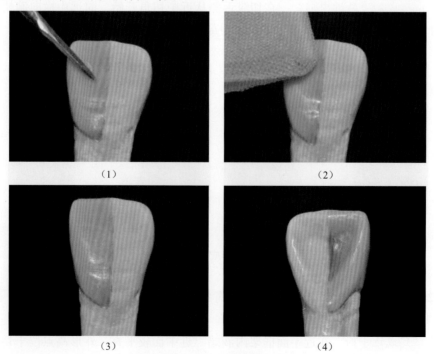

（1）　　　　　　　　　　　　　（2）

（3）　　　　　　　　　　　　　（4）

图2-103 完成近中部分（一）

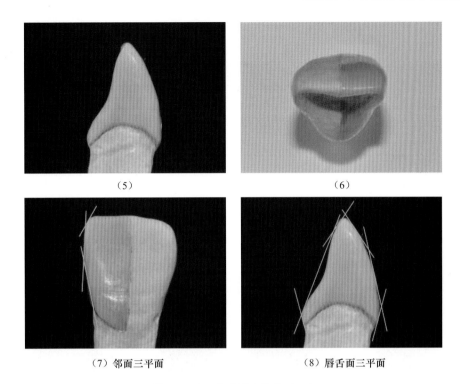

（5）　　　　　　　　　　　　（6）

（7）邻面三平面　　　　　　　（8）唇舌面三平面

图 2 - 103　完成近中部分（二）

2. 制作远中部分　操作步骤与方法同制作近中部分。

（1）涂分离剂　见图 2 - 104。

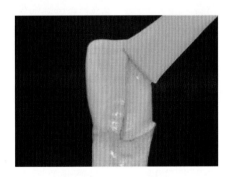

图 2 - 104　涂分离剂

（2）滴内衬蜡　见图 2 - 105。

（3）确定远中切角的位置　远中切角比近中切角稍低（图 2 - 106）。

（4）形成切缘的远中部分　切缘远中部分稍向颈部倾斜（图 2 - 107）。

（5）恢复唇面颈部远中部分　唇面颈部突度比近中稍小（图 2 - 108）。

（6）形成远中缘　远中缘稍短且圆突，与切缘形成远中切角较圆钝（图 2 - 109）。

（7）形成唇面凸点　在切 1/3 与中 1/3 交界处，横向滴蜡，形成唇面凸点（图 2 - 110），并向切缘方向滴蜡，完成切端平面（图 2 - 111）。

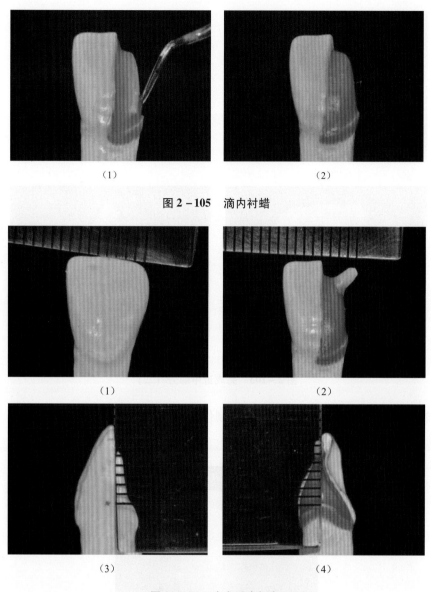

（1）　　　　　　　　　　　（2）

图 2 – 105　滴内衬蜡

（1）　　　　　　　　　　　（2）

（3）　　　　　　　　　　　（4）

图 2 – 106　确定近中切角

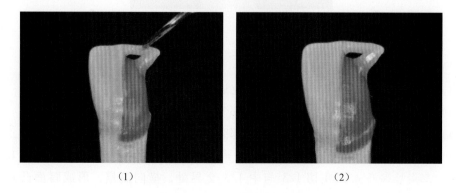

（1）　　　　　　　　　　　（2）

图 2 – 107　形成切缘远中部分

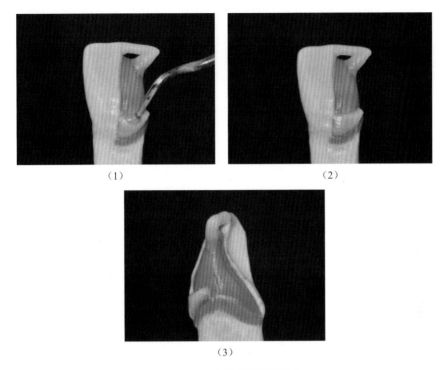

（1）

（2）

（3）

图 2 - 108 形成颈部外形高点

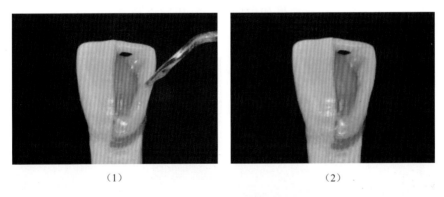

（1）

（2）

图 2 - 109 形成远中缘

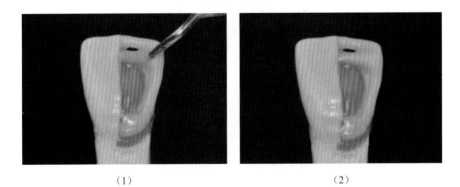

（1）

（2）

图 2 - 110 形成唇面凸点

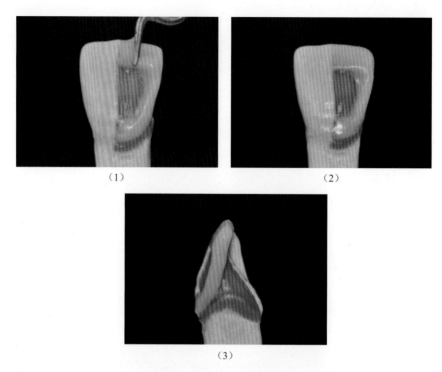

（1） （2）

（3）

图 2 - 111 形成切端平面

（8）形成唇面形态 在唇面框架内滴蜡，完成唇面形态，比近中稍向舌侧倾斜，与牙弓弧度一致（图 2 - 112）。

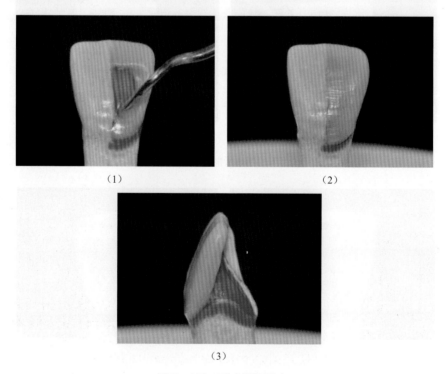

（1） （2）

（3）

图 2 - 112 形成唇面形态

（9）形成舌面隆突　舌面隆突位置稍偏远中，突度和近中移行，与参照牙一致（图2-113）。

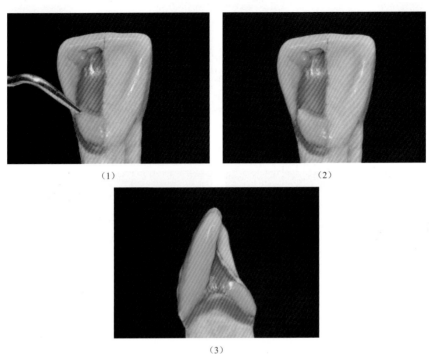

（1）　　　　　　　　　　（2）

（3）

图2-113　形成舌面隆突

（10）形成远中边缘嵴　远中边缘嵴比近中稍短且圆突（图2-114）。

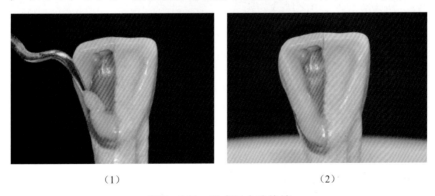

（1）　　　　　　　　　　（2）

图2-114　形成远中边缘嵴

（11）形成切嵴的远中部分　在切缘舌侧远中部分滴蜡，与近中移行，形成切嵴，中间稍厚，近远中稍薄（图2-115）。

（12）完成舌面　在舌面框架内滴蜡，与近中部分移行，形成舌窝（图2-116）。

（13）完成远中面　在远中面框架内滴蜡，完成远中面，比近中面稍圆突（图2-117）。

（14）精修蜡型　完成最终形态。唇、舌、邻面形成三平面的形态特征（图2-118）

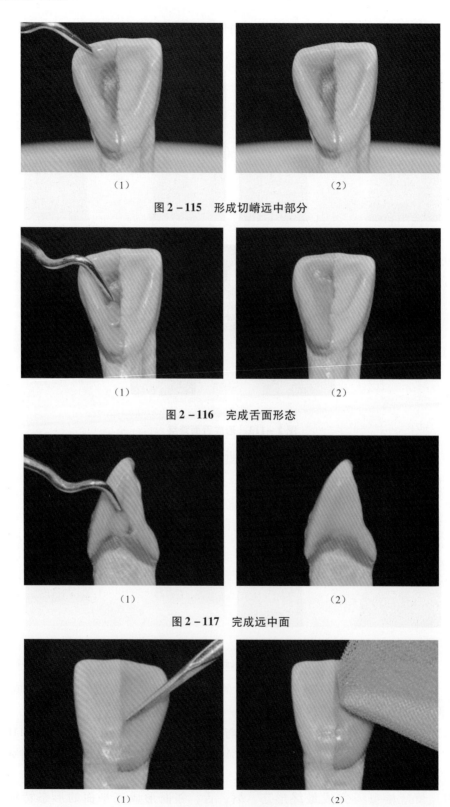

（1）　　　　　　　　　　　　　（2）

图 2 - 115　形成切嵴远中部分

（1）　　　　　　　　　　　　　（2）

图 2 - 116　完成舌面形态

（1）　　　　　　　　　　　　　（2）

图 2 - 117　完成远中面

（1）　　　　　　　　　　　　　（2）

图 2 - 118　完成远中部分（一）

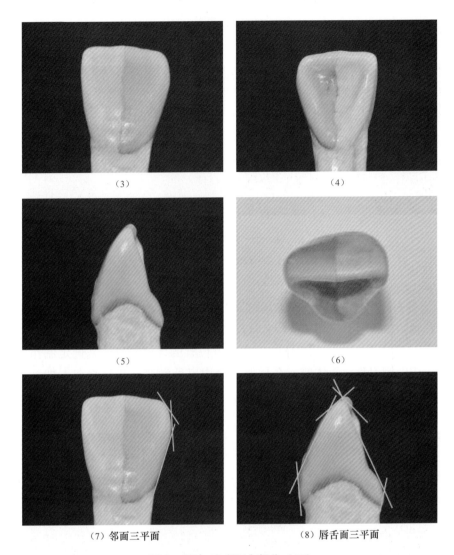

（3）　　　　　　　　　　　（4）

（5）　　　　　　　　　　　（6）

（7）邻面三平面　　　　　　（8）唇舌面三平面

图 2 – 118　完成远中部分（二）

（二）制作中切牙全冠形态

1. 涂分离剂　见图 2 – 119。

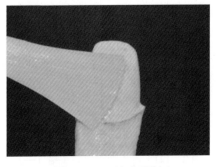

图 2 – 119　涂分离剂

2. 滴内衬蜡　见图2-120。

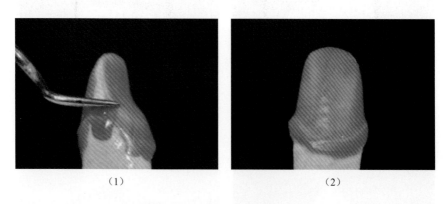

（1）　　　　　　　　　　（2）

图2-120　滴内衬蜡

3. 画出各面牙体长轴　分别通过唇面颈缘中点、近、远中面颈曲线顶点，画出各面的牙体长轴，以帮助确定切端的位置（图2-121）。

4. 确定切缘中点　测量参照牙的切缘中点位置的牙冠长度，来确定制作牙的切缘中点位置。用电蜡刀蘸取嵌体蜡，在代型切缘中点处滴蜡，并垂直向上加高，形成蜡柱。测量其长度，与参照牙牙冠的长度一致（图2-122）。

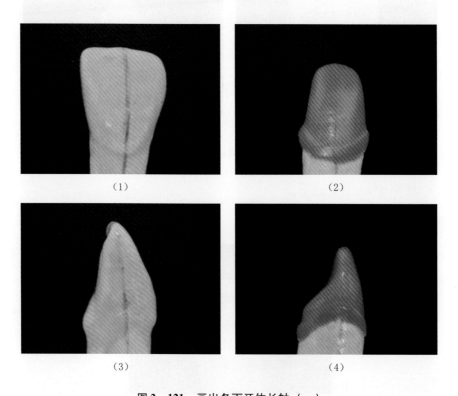

（1）　　　　　　　　　　（2）

（3）　　　　　　　　　　（4）

图2-121　画出各面牙体长轴（一）

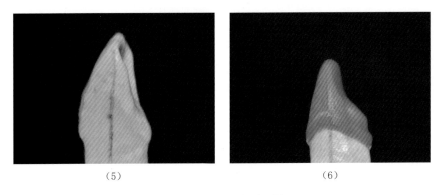

（5）　　　　　　　　　　　　　（6）

图 2 – 121　画出各面牙体长轴（二）

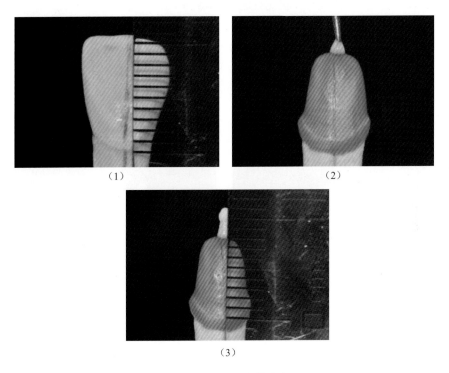

（1）　　　　　　　　　　　　　（2）

（3）

图 2 – 122　确定切缘中点

5. 确定近、远中切角的位置　分别测量参照牙切缘中点到近、远中切角的距离，使制作牙近、远中切角的位置与参照牙一致。注意：近中切角稍高于远中（图 2 – 123）。

6. 形成切缘　用电蜡刀蘸取嵌体蜡，连接近、远中切角与切缘中点的蜡柱，形成切缘（图 2 – 124）。

7. 恢复唇面颈部外形高点　见图 2 – 125。

8. 形成近、远中缘　分别连接近、远中切角与颈部外形高点，形成近、远中缘。注意：近中缘长而直，远中缘短而突。从切端向颈部均微趋向牙体中心，使颈部缩窄（图 2 – 126）。

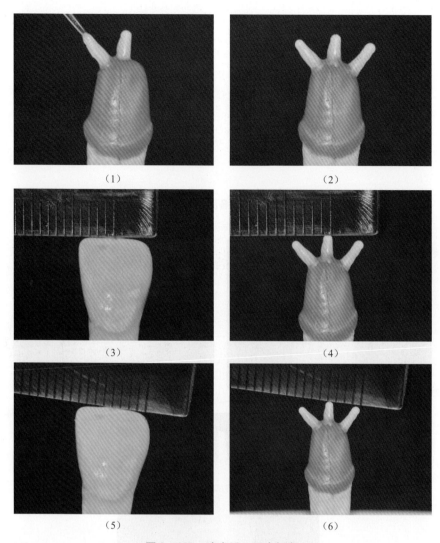

图 2-123　确定近、远中切角

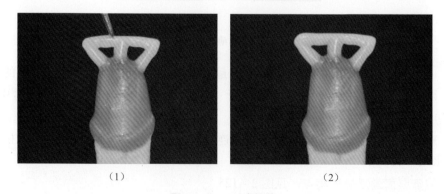

图 2-124　形成切缘

　　9. 形成唇面凸点　在唇面中 1/3 与切 1/3 交界处，横向滴蜡，形成唇面凸点（图 2-127）；并向切缘滴蜡，形成唇面切端平面（图 2-128）。注意：切端平面向舌侧回收。

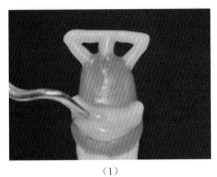
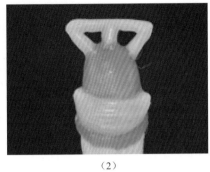

（1）　　　　　　　　　　　　　（2）

图 2 - 125　形成颈部外形高点

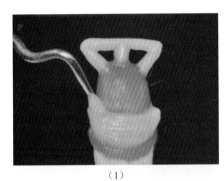
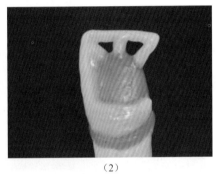

（1）　　　　　　　　　　　　　（2）

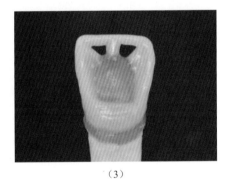

（3）

图 2 - 126　形成近、远中缘

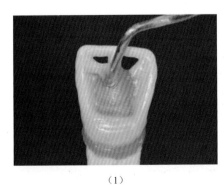
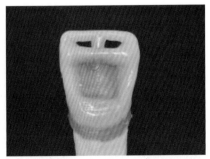

（1）　　　　　　　　　　　　　（2）

图 2 - 127　形成唇面凸点

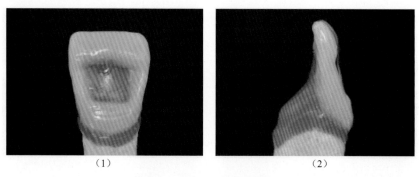

（1）　　　　　　　　　　　（2）

图2－128　完成切端平面

10. 完成唇面形态　在唇面框架内滴蜡，完成唇面（图2－129）。

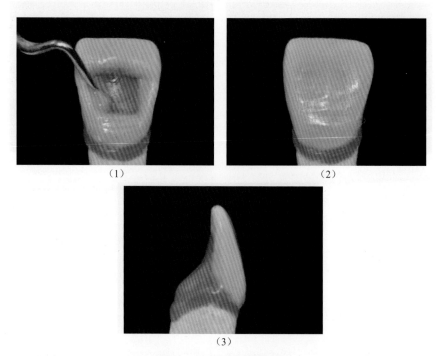

（1）　　　　　　　　　　　（2）

（3）

图2－129　完成唇面形态

11. 形成舌面隆突　舌面隆突位置稍偏向远中（图2－130）。

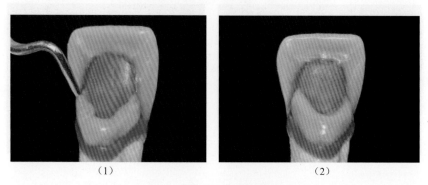

（1）　　　　　　　　　　　（2）

图2－130　形成舌面隆突

12. 形成近、远中边缘嵴 舌面近、远中边缘嵴明显隆起,下颌向前运动时,下颌切牙以此处为导向面,引导下颌运动。其趋向牙体中心的角度比近、远中缘大,所以舌面明显小于唇面(图2-131)。

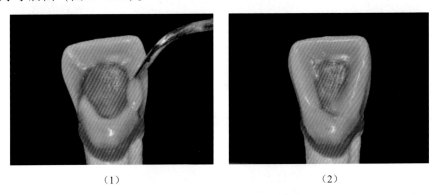

(1)　　　　　　　　　　(2)

图2-131　形成近、远中边缘嵴

13. 形成切嵴 在切缘舌侧,横向滴蜡,形成切嵴,中间稍厚,近、远中稍薄(图2-132)。与下颌切牙共同行使切割功能。

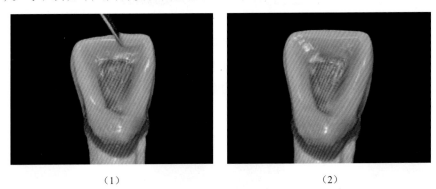

(1)　　　　　　　　　　(2)

图2-132　形成切嵴

14. 完成舌面形态 在舌面框架内滴蜡,形成舌窝(图2-133)。

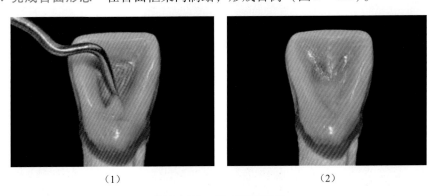

(1)　　　　　　　　　　(2)

图2-133　完成舌面形态

15. 完成邻面形态 在邻面框架内滴蜡,完成邻面。近中面平直,远中面圆突,外形高点均在切1/3(图2-134)。

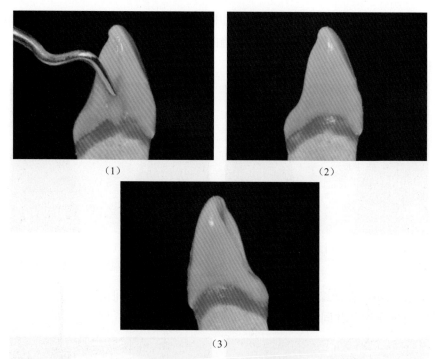

（1）　　　　　　　　　　　（2）

（3）

图 2 - 134　完成近、远中面形态

16. **修整颈缘**　用手术刀切除颈缘线以下的内衬蜡，并切掉距颈缘线 1mm 的嵌体蜡，然后用电蜡刀蘸取颈缘蜡滴至颈缘并用雕刻刀修整。颈缘蜡黏性较大，可以增加边缘密合度（图 2 - 135）。

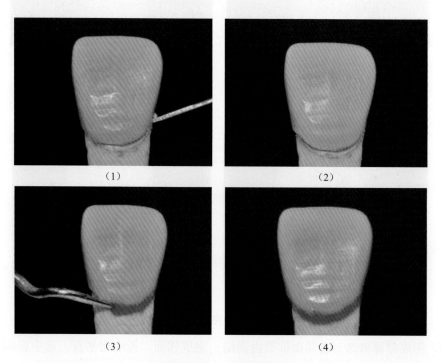

（1）　　　　　　　　　　　（2）

（3）　　　　　　　　　　　（4）

图 2 - 135　完成颈缘

　　17. 精修蜡型　用雕刻刀修整蜡型，用丝巾轻轻擦拭表面（图 2 – 136），完成最终形态（图 2 – 137）。唇面、舌面、近远中面都形成三平面的形态特征。

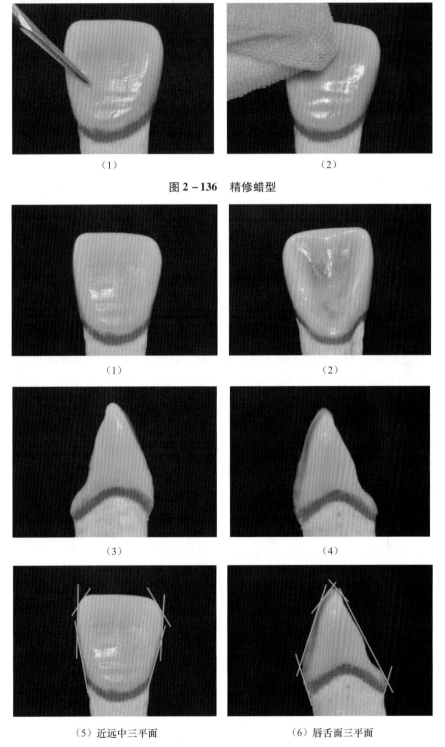

（1）　　　　　　　　　　　　　　　　（2）

图 2 – 136　精修蜡型

（1）　　　　　　　　　　　　　　　　（2）

（3）　　　　　　　　　　　　　　　　（4）

（5）近远中三平面　　　　　　　　　　（6）唇舌面三平面

图 2 – 137　圆盘完成各面观（一）

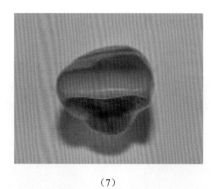（7）

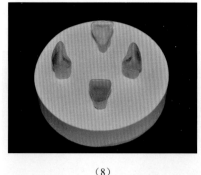（8）

图 2 – 137　圆盘完成各面观（二）

【注意事项】

1. 严格按照参照牙恢复中切牙的近远中径、唇舌径、切颈径。

2. 正确恢复各轴面外形高点的位置。

【实验报告与评定】

1. 叙述上颌中切牙冠部的形态特点。

2. 上颌中切牙冠部蜡型。

二、尖牙组

尖牙位于口角，侧切牙的远中，上、下、左、右共 4 个。在许多食肉类动物口内都有，故也有"犬牙""虎牙"之称。尖牙唇面呈五边形，切端有一长大、锐利的牙尖，约占牙冠长度的 1/3，能穿透和撕裂食物。舌面比唇面略小，上颌尖牙从牙尖顶到舌面隆突有一明显的舌轴嵴，与下颌尖牙在侧方运动中起重要的引导作用。尖牙的牙根粗壮长大，根长约为冠长的两倍，故在牙槽骨内很稳固，通常是口内保留时间最长久的牙。当其他牙齿缺失后，无论进行固定修复，还是可摘局部义齿修复，尖牙均能为人工牙提供良好的支持作用。

（一）上颌尖牙

上颌尖牙是恒牙中牙体和牙根最长、牙尖最大的牙。

1. 牙冠

（1）唇面　近似圆五边形，其五边由近中缘①、近中斜缘②、远中斜缘③、远中缘④和颈缘⑤组成。近中斜缘②短，与近中缘①相连形成近中切角⑥，远中斜缘③长，与远中缘④相连形成远中切角⑦。初萌出的尖牙，近远中斜缘在牙尖顶处相交约成 90°角。唇面光滑，有两条明显的发育沟⑧，介于三个生长叶之间，中间的生长叶最大，在唇面形成一个突出的唇轴嵴⑨，对支撑口角及维持面部丰满度起着至关重要的作用。唇轴嵴⑨将唇面分为小而突的近中唇斜面⑩和大而平的远中唇斜面⑪。近中唇斜面的曲率大于远中，与牙弓弧度一致，远中唇斜面向远中、舌面斜行。远中唇斜面近颈缘处，有一个浅的凹陷⑫。在恢复尖牙形态时，如果能做出这个凹陷，尖牙就会显得细长，视觉美观。外形高点在颈 1/3 与中 1/3 交界处的唇轴嵴⑬上（图 2-138）。

（2）舌面　较唇面小。近中牙尖嵴①短，远中牙尖嵴②长。远中边缘嵴③较近中边缘嵴④短而突。舌面隆突⑤显著，由牙尖顶到舌面隆突有一纵形隆起，称舌轴嵴⑥，将舌窝分成近中舌窝⑦和远中舌窝⑧，两舌窝略凹呈圆三角形。尖牙舌面在下颌侧方运动中起导向作用。舌轴嵴近切端有一突起，似"鹰嘴"⑨（图 2-140），使舌面的牙尖斜度大大增加。下颌尖牙沿"鹰嘴"滑行时，可使下颌快速下降，从而使上下后牙脱离咬𬌗。外形高点在舌面隆突⑤处（图 2-139）。

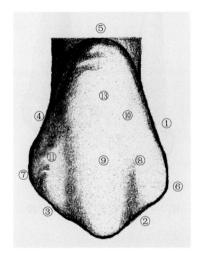

图 2-138　右侧上颌尖牙唇面

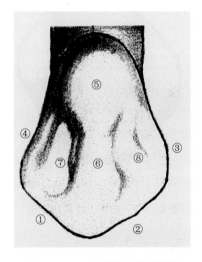

图 2-139　右侧上颌尖牙舌面

（3）邻面　似三角形，除了接触区和颈缘这两小区域较平坦，整个邻面均很圆突。远中面比近中面更为突出且短小，近中接触区①距近中切角②较近，远中接触区③距远中切角④稍远，且偏舌侧（图 2-140）。

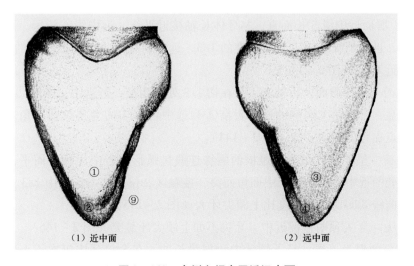

（1）近中面　　　　（2）远中面

图 2-140　右侧上颌尖牙近远中面

（4）牙尖　牙尖顶偏近中，牙尖由四嵴和四斜面组成。四嵴即唇轴嵴①、舌轴嵴②、近中牙尖嵴③、远中牙尖嵴④。四斜面即近唇斜面⑤、远唇斜面⑥、近舌斜面⑦和远舌斜面⑧。从邻面观察，牙冠唇倾，牙尖顶位于牙体长轴的唇侧。牙尖外形锐利如刀锋，便于行使其穿刺、撕裂食物的功能（图 2－141）。

2. 牙根　为全口牙中最长者。单根，形粗壮，唇舌径大于近远中径，根长约为冠长的两倍，根尖较直或略向远中弯曲（图 2－142）。

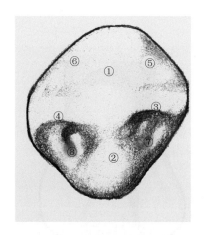

图 2－141　右侧上颌尖牙牙尖

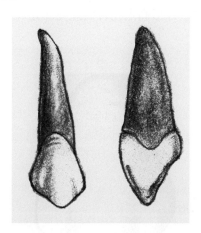

图 2－142　右侧上颌尖牙牙根

（二）下颌尖牙

下颌尖牙与上颌尖牙形态相似，但较上颌尖牙窄而薄，故牙体显得细长。实际上牙冠与上颌尖牙等长或稍长些，而牙根与上颌尖牙等长或稍短些。

1. 牙冠

（1）唇面　为狭长五边形，切颈径大于近远中径。唇颈嵴①、唇轴嵴②及发育沟③不如上颌尖牙明显。在远中唇斜面④近颈缘处也有一个浅的凹陷。唇轴嵴②自牙尖顶止于中 1/3，唇面近中缘⑤长而直，与牙体长轴接近平行，远中缘⑥较短。牙尖由近远中斜缘组成，近中斜缘⑦约占唇面宽度的 1/3，远中斜缘⑧约占唇面宽度的 2/3，两斜缘交角⑨接近 120°（图 2－143）。

（2）舌面　小于唇面，舌轴嵴①只在切 1/3 处较明显，近远中边缘嵴②、③也不如上颌尖牙明显，舌轴嵴①两侧的近中舌窝④和远中舌窝⑤均为狭长圆三角形，嵴低窝浅。外形高点在舌面隆突⑥处（图 2－144）。

（3）邻面　呈狭长三角形，冠根的唇缘连线呈弧形。近中面较长而平，接触区①位于切 1/3 处的近中切角处；远中面短而突，接触区②位于切 1/3 与中 1/3 交界处，且偏舌侧。颈曲线③向切缘的突度比上颌尖牙大（图 2－145）。

（4）牙尖　牙尖顶明显偏近中，牙尖不如上颌尖牙显突（图 2－146）。

2. 牙根　牙根为单根，是下颌牙中牙根最长的，在全口牙中仅次于上颌尖牙。根尖偏向远中（图 2－147）。

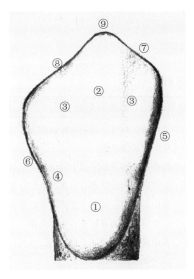

图 2 – 143 右侧下颌尖牙唇面

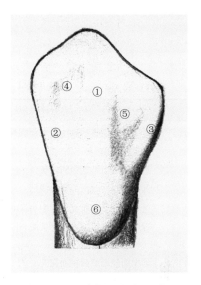

图 2 – 144 右侧下颌尖牙舌面

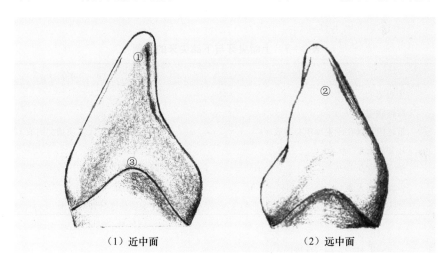

（1）近中面 　　　　　（2）远中面

图 2 – 145 右侧下颌尖牙近远中面

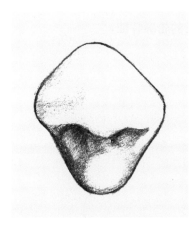

图 2 – 146 右侧下颌尖牙牙尖

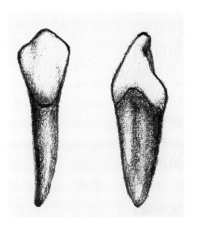

图 2 – 147 右侧下颌尖牙牙根

小　　结

表 2 - 6　尖牙左右的区别

	上颌尖牙	下颌尖牙
唇面	近中缘长而直，远中缘短而圆突	近中缘长而直，远中缘短而圆突
	牙尖偏近中	牙尖明显偏近中
	近中斜缘短，远中斜缘长	远中斜缘明显长于近中斜缘
	远中唇斜面近颈部有一浅凹	远中唇斜面近颈部有一浅凹
舌面	近中边缘嵴长而直，远中边缘嵴短而圆突	近中边缘嵴长而直，远中边缘嵴短而圆突
	近中牙尖嵴短，远中牙尖嵴长	远中牙尖嵴明显长于近中牙尖嵴
		舌面隆突偏远中
邻面	远中面较近中面短而突	远中面较近中面短而突
	近中面颈曲度更大	近中面颈曲度更大
牙尖	偏近中	明显偏近中

表 2 - 7　上颌尖牙与下颌尖牙的区别

	上颌尖牙	下颌尖牙
唇面	牙冠宽大	牙冠窄长
	唇轴嵴明显	唇轴嵴不明显
	近远中斜缘在牙尖顶相交约成 90°	近远中斜缘在牙尖顶相交约成 120°
	牙尖偏近中	牙尖明显偏近中
舌面	嵴突、窝深	嵴低窝浅
	舌面隆突显著	舌面隆突不明显
邻面	牙尖顶位于牙体长轴唇侧	牙尖顶位于牙体长轴上

练习一　尖牙组牙体绘图

【目的要求】

通过对牙体形态的绘图练习，进一步掌握牙齿的轮廓特征。

【实验内容】

1. 2 倍比例绘图。

2. 牙面绘图。

【实验学时】

12 学时。

【实验用品】

直尺、HB 铅笔、橡皮、美术本。

【方法步骤】

同切牙组牙体绘图。

1. 牙体绘图

（1）右上颌尖牙的画法见图 2 - 148。

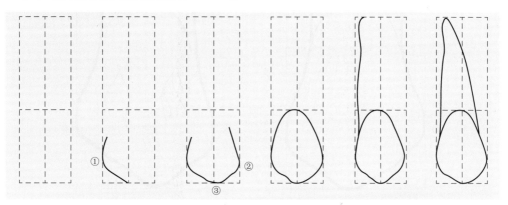

①远中邻接点到切缘的距离是冠长的 2/5　②近中邻接点到切缘的距离是冠长的 1/3
③牙尖顶到近中缘的距离是冠宽的 1/2，略偏近中

图 2 - 148　右上颌尖牙的画法

（2）右下颌尖牙的画法见图 2 - 149。

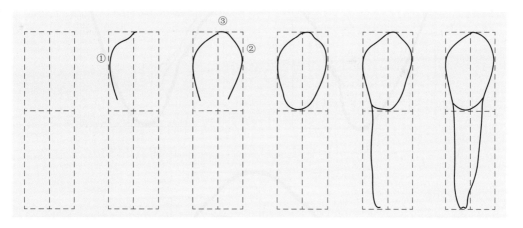

①远中邻接点到切缘的距离是冠长的 1/2，略靠近切端　②近中邻接点到切缘的距离是冠长的 1/4
③牙尖顶偏近中，到近中缘的距离是冠宽的 2/5

图 2 - 149　右下颌尖牙的画法

2. 牙冠各面绘图　同切牙组牙冠各面绘图。

（1）右上颌尖牙各牙面的画法见图 2 - 150。

（2）右下颌尖牙各牙面的画法见图 2 - 151。

【注意事项】

1. 各面定点位置要准确。

2. 线条圆滑。

【实验报告与评定】

根据绘图过程是否规范及绘图质量给予评定。

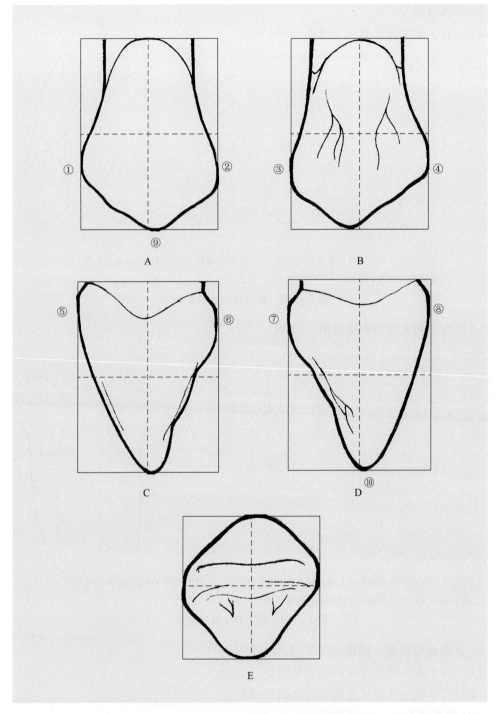

①、②、③、④位置同牙体绘图　⑤、⑧唇面外形高点到颈缘的距离是冠长的1/10　⑥、⑦舌面
外形高点到颈缘的距离是冠长的1/6　⑨牙尖顶到近中缘的距离是冠宽的1/2，略偏近中　⑩牙尖
到唇侧的距离是冠厚的1/2，略偏唇侧

A. 唇面　B. 舌面　C. 近中面　D. 远中面　E. 切端

图 2 - 150　右上颌尖牙各牙面的画法

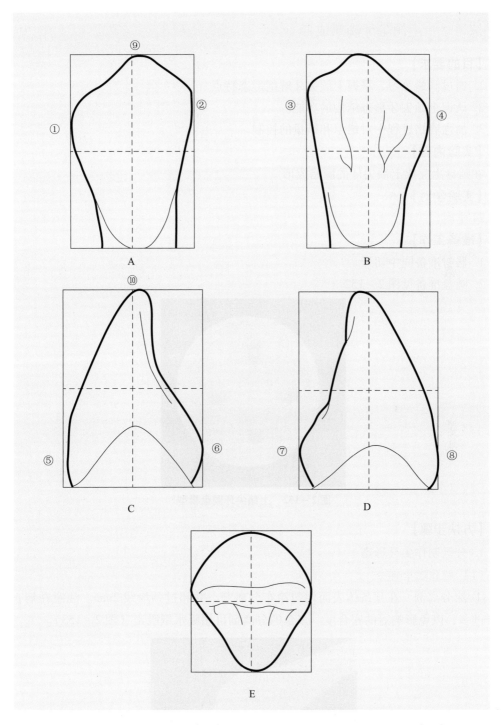

①、②、③、④位置同牙体绘图　⑤、⑧唇面外形高点到颈缘的距离是冠长的1/8　⑥、⑦舌面
外形高点到颈缘的距离是冠长的1/6　⑨牙尖偏近中，到近中缘的距离是冠宽的2/5　⑩牙尖偏
舌侧，到唇侧的距离是冠厚的3/5

A. 唇面　B. 舌面　C. 近中面　D. 远中面　E. 切端

图2－151　右下颌尖牙各牙面的画法

练习二　上颌尖牙滴蜡成形

【目的要求】

1. 通过滴蜡练习，掌握上颌尖牙解剖形态特点。

2. 认识上颌尖牙形态结构的功能。

3. 加强滴蜡过程中对蜡温和蜡量的控制。

【实验内容】

在圆盘上完成上颌尖牙的滴蜡成形。

【实验学时】

24 学时。

【准备工作】

1. 器材准备同中切牙。

2. 圆盘准备见图 2-152。

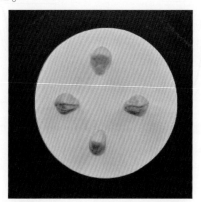

图 2-152　上颌尖牙圆盘模型

【方法步骤】

1. 分区制作尖牙形态

（1）制作近中部分

① 涂分离剂　在预备体表面均匀涂布分离剂，并超过颈缘线 2mm。注意在肩台处不要过多，以免影响冠的密合度。多余的分离剂可用吸水纸吸走（图 2-153）。

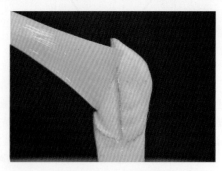

图 2-153　涂分离剂

② 滴内衬蜡　用电蜡刀蘸取内衬蜡，工作端与预备体表面平行，拉动电蜡刀，均匀滴一层厚约 0.3mm 的内衬蜡，范围应超过颈缘线 1mm，这样可以有效地增加蜡型与预备体之间的密合度，防止蜡收缩引起边缘不密合（图 2 - 154）。

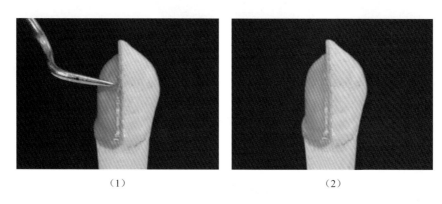

（1）　　　　　　　　　　　（2）

图 2 - 154　滴内衬蜡

③ 确定近中切角的位置　测量近中切角分别到牙尖顶和近中面颈曲线顶点的距离，来确定近中切角的位置。用电蜡刀蘸取嵌体蜡，从预备体近中切角区开始滴蜡，斜向上、外提拉电蜡刀，形成直径约 1mm 的蜡柱。根据测量的参照牙的数据修整蜡柱的长度，完成近中切角的定位。近中切角的位置相对远中要接近切端（图 2 - 155）。

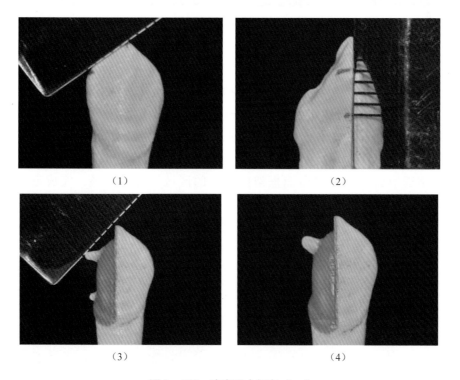

（1）　　　　　　　　　　　（2）

（3）　　　　　　　　　　　（4）

图 2 - 155　确定近中切角（一）

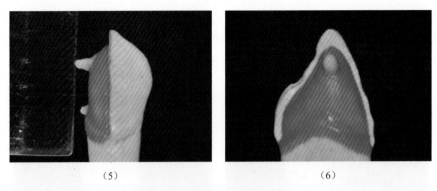

（5）　　　　　　　　　　　　　　　（6）

图 2 - 155　确定近中切角（二）

④ 形成近中斜缘　用嵌体蜡连接蜡柱与牙尖顶，形成近中斜缘。近中斜缘比远中稍短，更偏向切端（图 2 - 156）。

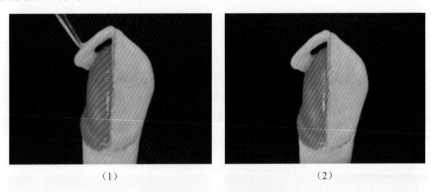

（1）　　　　　　　　　　　　　　　（2）

图 2 - 156　形成近中斜缘

⑤ 恢复唇面颈部近中部分　沿颈缘线，在颈 1/3 近中部分滴蜡，与远中部分移行，形成唇颈嵴，为唇面的外形高点。唇面近中部分要明显突于远中（图 2 - 157）。

⑥ 形成近中缘　从近中切角处开始，向颈部滴一纵向蜡条，到中 1/3 处逐渐向牙体中部缩窄，使颈部明显窄于切端，形成近中缘。近中缘比远中缘稍长且直（图 2 - 158）。

⑦ 完成近中唇斜面　将唇面框架内剩余的区域填充并修整，完成近中唇斜面（图 2 - 159）。

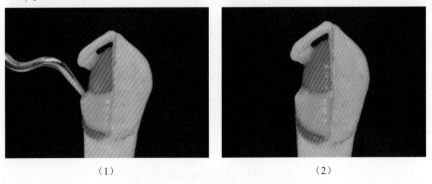

（1）　　　　　　　　　　　　　　　（2）

图 2 - 157　形成唇面外形高点（一）

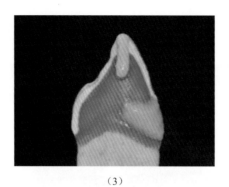

（3）

图 2 - 157　形成唇面外形高点（二）

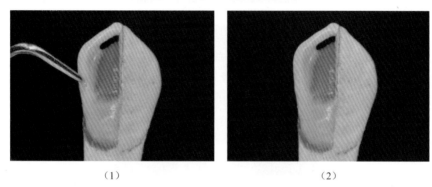

（1）　　　　　　　　　　　（2）

图 2 - 158　完成近中缘

注意：尖牙唇轴嵴较突出，近中唇斜面比远中稍小且突出。

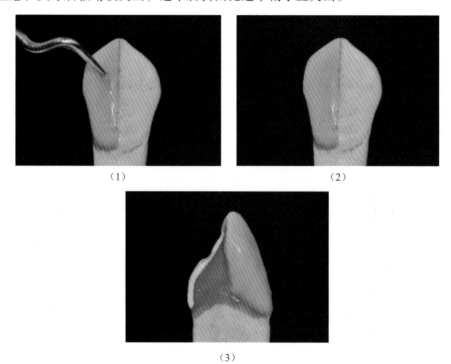

（1）　　　　　　　　　　　（2）

（3）

图 2 - 159　完成近中唇斜面

⑧ 形成舌面隆突　在舌面颈 1/3 近中加蜡，与远中移行，形成舌面隆突，为舌面的外形高点（图 2 - 160）。

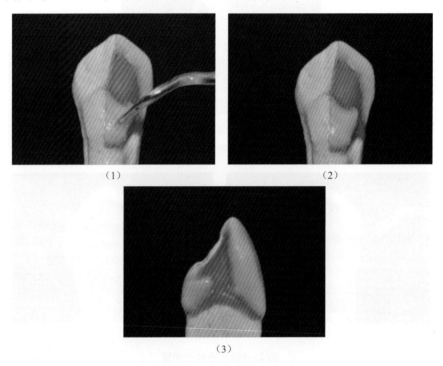

（1）　　　　　　　　　　　　　　　　　（2）

（3）

图 2 - 160　形成舌面隆突

⑨ 形成近中边缘嵴　连接近中切角与舌面隆突，形成近中边缘嵴，同样为纵向隆起的蜡条。从近中切角开始，边缘嵴即向舌面的中部缩窄，使得舌面明显窄于唇面（图 2 - 161）。上颌尖牙边缘嵴突出明显，近中比远中长且直。此处为引导下颌侧方运动的导向面。

⑩ 形成近中牙尖嵴　在近中斜缘舌侧从近中切角开始，向远中斜向牙尖顶滴蜡，形成近中牙尖嵴，与远中牙尖嵴形成切嵴，较尖锐，行使尖牙穿透、撕裂功能（图 2 - 162）。

⑪ 完成近中舌斜面　在舌窝近中处滴蜡，窝底滴蜡不可过多，完成近中舌斜面（图 2 - 163）。

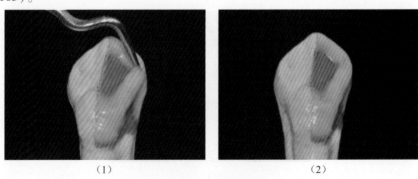

（1）　　　　　　　　　　　　　　　　　（2）

图 2 - 161　形成近中边缘嵴（一）

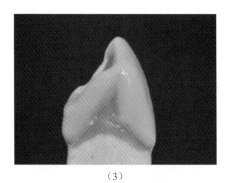

（3）

图 2 - 161 形成近中边缘嵴（二）

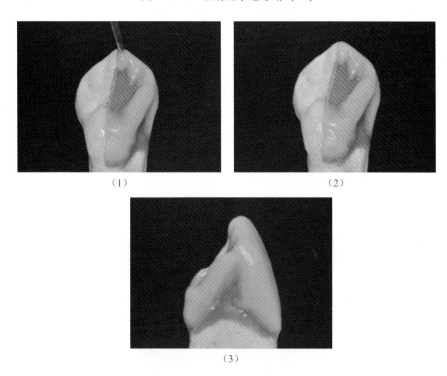

（1） （2）

（3）

图 2 - 162 形成近中牙尖嵴

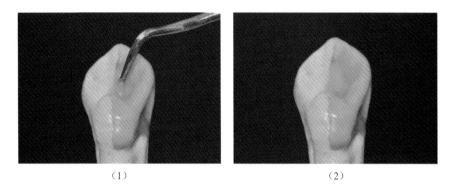

（1） （2）

图 2 - 163 完成近中舌斜面

⑫ 完成近中面　在近中面框架内加蜡，完成近中面。近中面较平直，外形高点位于切 1/3 靠近切角处（图 2 - 164）。

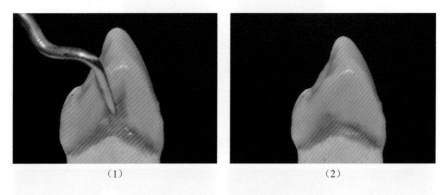

（1）　　　　　　　　　　　　（2）

图 2 - 164　完成近中面

⑬ 精修蜡型　用雕刻刀修整蜡型，用丝巾轻轻擦拭表面，完成最终形态（图 2 - 165）。

（2）制作远中部分　操作步骤与方法同近中部分。

① 涂分离剂　见图 2 - 166。

② 滴内衬蜡　见图 2 - 167。

③ 确定远中切角　远中切角比近中远离牙尖顶，并偏向舌侧（图 2 - 168）。

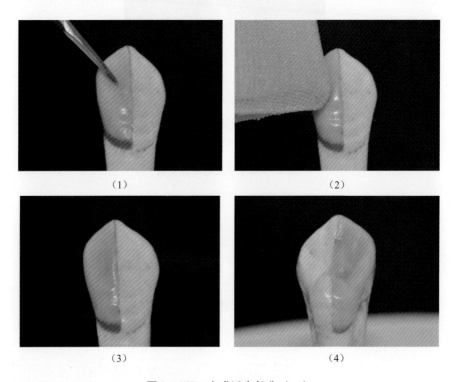

（1）　　　　　　　　　　　　（2）

（3）　　　　　　　　　　　　（4）

图 2 - 165　完成近中部分（一）

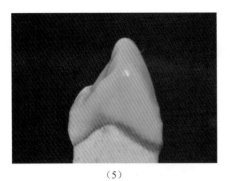
（5）

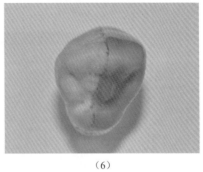
（6）

图 2 – 165　完成近中部分（二）

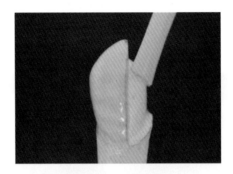

图 2 – 166　涂分离剂

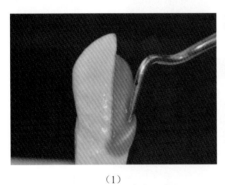
（1）

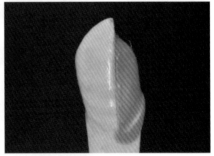
（2）

图 2 – 167　滴内衬蜡

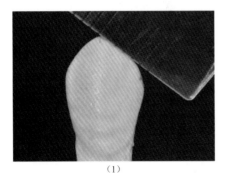
（1）

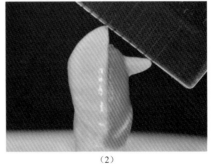
（2）

图 2 – 168　确定远中切角

④ 形成远中斜缘　远中斜缘比近中稍长，向颈部倾斜角度较大（图2-169）。

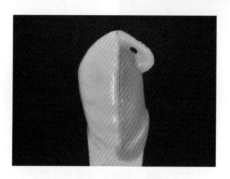

图2-169　形成远中斜缘

⑤ 恢复唇面颈部远中　颈1/3远中部突度明显小于近中，并向舌侧倾斜（图2-170）。

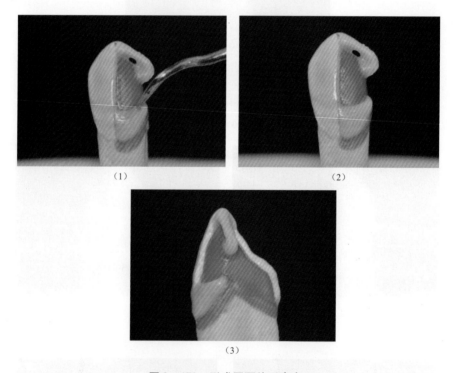

（1）　　　　　　　　　　　（2）

（3）

图2-170　形成唇面外形高点

⑥ 形成远中缘　远中缘比近中缘稍短且圆突，向舌侧回收明显，与牙弓弧度一致（图2-171）。

⑦ 完成远中唇斜面　远中唇斜面比近中大且平，向舌侧回收明显，与牙弓弧度一致。且在颈1/3处，有一浅的凹陷，使牙体显得细长（图2-172）。

⑧ 形成舌面隆突　见图2-173。

⑨ 形成远中边缘嵴　远中边缘嵴比近中短且圆突（图2-174）。

⑩ 形成远中牙尖嵴　与近中牙尖嵴形成切嵴（图2-175）。

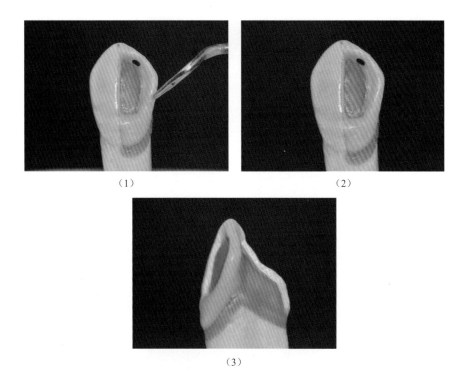

（1）　　　　　　　　　　　　（2）

（3）

图 2 - 171　形成远中缘

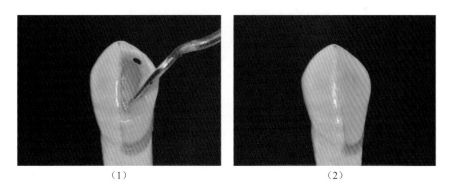

（1）　　　　　　　　　　　　（2）

图 2 - 172　完成远中唇斜面

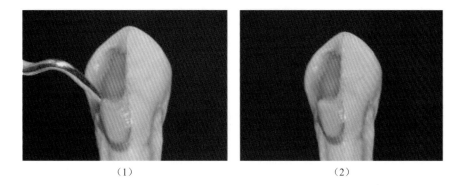

（1）　　　　　　　　　　　　（2）

图 2 - 173　形成舌面隆突（一）

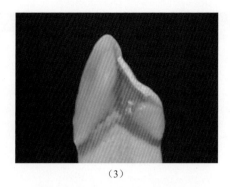

（3）

图 2－173　形成舌面隆突（二）

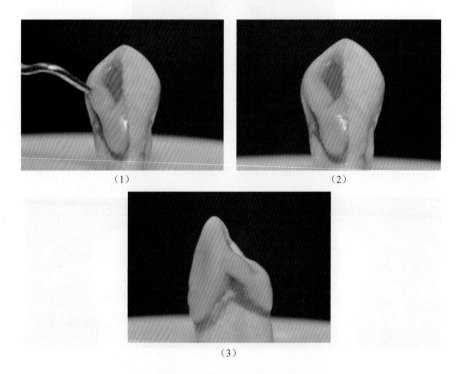

（1）　　　　　　　　　　（2）

（3）

图 2－174　形成远中边缘嵴

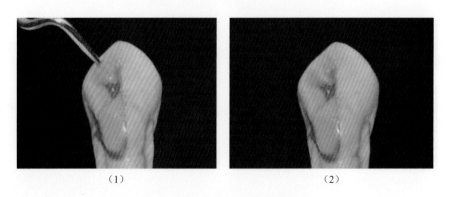

（1）　　　　　　　　　　（2）

图 2－175　形成远中牙尖嵴

⑪ 完成远中舌斜面　见图 2 – 176。

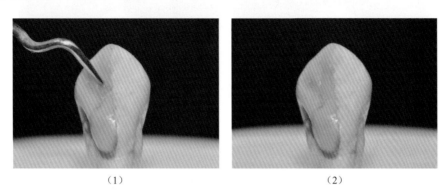

（1）　　　　　　　　　　　（2）

图 2 – 176　完成远中舌斜面

⑫ 完成远中面　远中面比近中面稍小且圆突，外形高点在切 1/3 距切角稍远（图 2 – 177）。

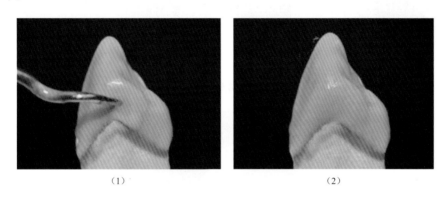

（1）　　　　　　　　　　　（2）

图 2 – 177　完成远中面

⑬ 精修蜡型　见图 2 – 178。

2. 制作尖牙全冠形态

（1）涂分离剂　见图 2 – 179。

（2）滴内衬蜡　见图 2 – 180。

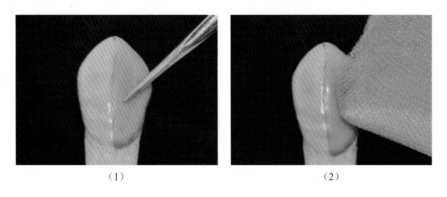

（1）　　　　　　　　　　　（2）

图 2 – 178　完成远中部分（一）

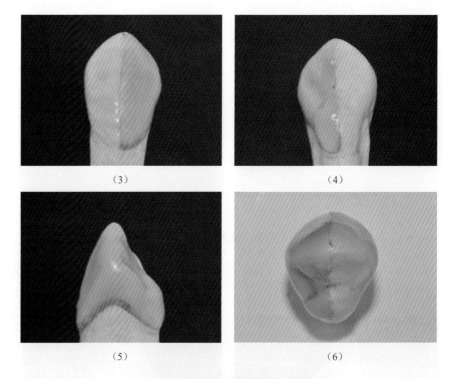

（3）　　　　　　　　　　　　（4）

（5）　　　　　　　　　　　　（6）

图 2 – 178　完成远中部分（二）

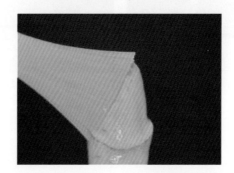

图 2 – 179　涂分离剂

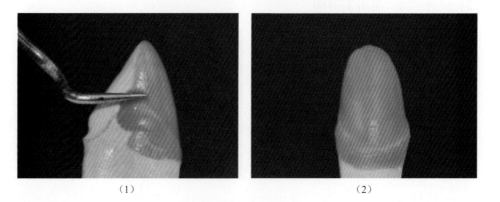

（1）　　　　　　　　　　　　（2）

图 2 – 180　滴内衬蜡

（3）画出各面牙体长轴　分别画出通过各面颈曲线顶点和牙尖顶的牙体长轴，以帮助确定牙尖顶、近、远中切角的位置（图2－181）。

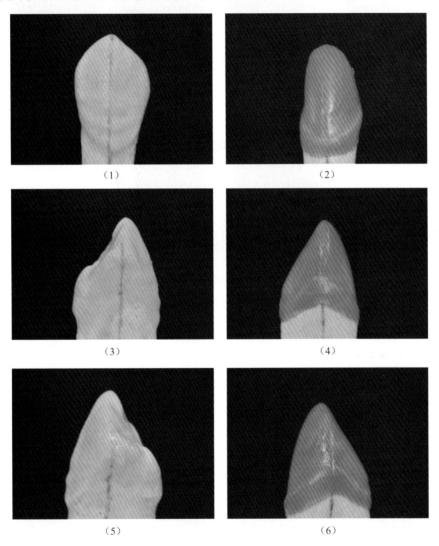

（1）　　　　　　　　　　　　（2）

（3）　　　　　　　　　　　　（4）

（5）　　　　　　　　　　　　（6）

图2－181　画各面牙体长轴

（4）形成牙尖顶　测量参照牙的牙尖顶位置的牙冠高度，来确定制作牙的牙尖顶的位置。尖牙牙尖顶偏近中，用电蜡刀蘸取嵌体蜡，在代型切缘中点偏近中处滴蜡，位于所画的牙体长轴位置。然后垂直向上加高，形成蜡柱。测量其长度，与参照牙牙冠的高度一致（图2－182）。

（5）确定近、远中切角　近中切角的位置比远中更靠近牙尖顶。分别测量其与牙尖顶的距离，与参照牙一致（图2－183）。

（6）形成近、远中斜缘　近中斜缘短，远中斜缘长，且远中斜缘向颈部倾斜角度大（图2－184）。

（7）形成唇侧颈部外形高点　见图2－185。

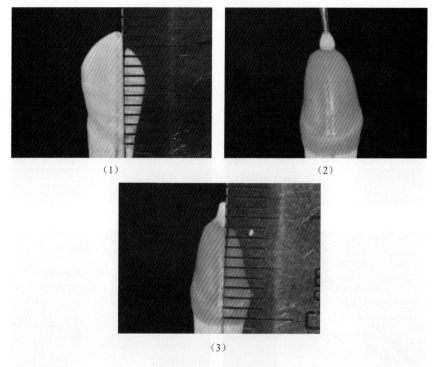

（1）   （2）

（3）

图 2 – 182　形成牙尖顶

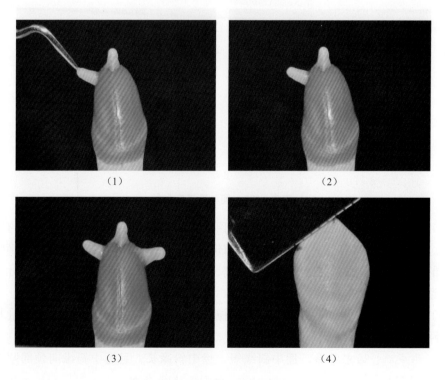

（1）   （2）

（3）   （4）

图 2 – 183　确定近、远中切角（一）

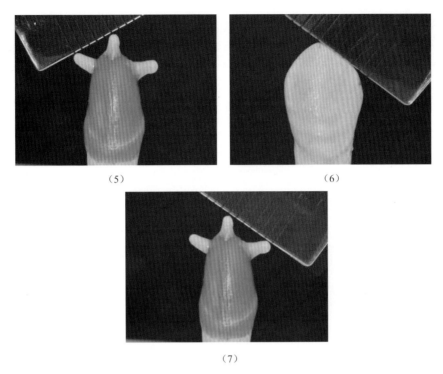

（5）　　　　　　　　　　　　　　　　（6）

（7）

图 2 - 183　确定近、远中切角（二）

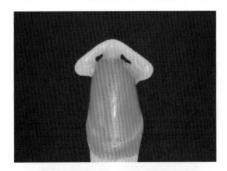

图 2 - 184　形成近、远中斜缘

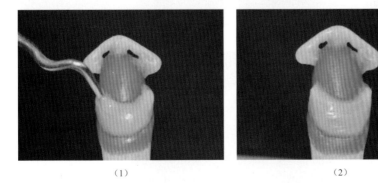

（1）　　　　　　　　　　　　　　　　（2）

图 2 - 185　形成颈部外形高点

（8）形成近、远中缘　近、远中缘构成尖牙的唇面轮廓，决定着牙齿视觉上的大小。近中缘长且直，远中缘稍短且圆突（图 2 - 186）。

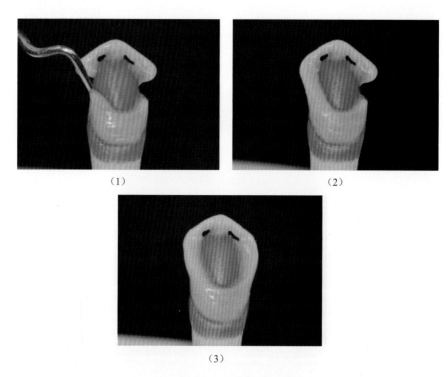

（1）　　　　　　　　　　　　　（2）

（3）

图 2 – 186　形成近、远中缘

（9）形成唇轴嵴　用嵌体蜡连接颈部外形高点与牙尖顶，形成唇轴嵴。其突度较大（图 2 – 187）。

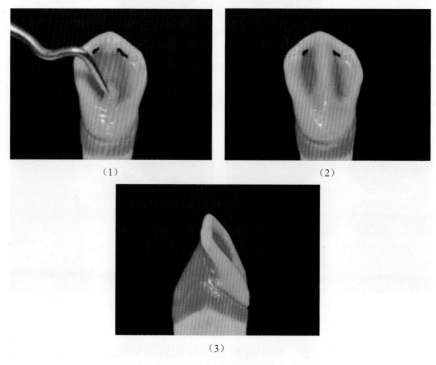

（1）　　　　　　　　　　　　　（2）

（3）

图 2 – 187　形成唇轴嵴

（10）**完成唇面形态** 近中唇斜面小且突，远中唇斜面大且平，并在远中颈部有一浅的凹陷（图2-188）。

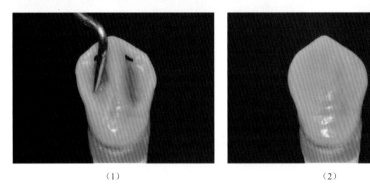

（1）　　　　　　　　　　　　　（2）

图2-188　完成唇面形态

（11）**形成舌面隆突** 见图2-189。

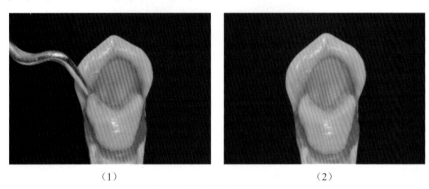

（1）　　　　　　　　　　　　　（2）

图2-189　形成舌面隆突

（12）**形成近、远中边缘嵴** 近、远中边缘嵴分别与对颌接触，并参与引导下颌的侧方运动，所以突出明显（图2-190）。

（13）**形成舌轴嵴** 用电蜡刀蘸取嵌体蜡从牙尖顶向舌面隆突方向滴蜡，形成舌轴嵴，把舌面分为近、远中两个舌窝（图2-191）。舌轴嵴在切端1/3处，明显突起，形状似"鹰嘴"，使舌面牙尖斜度大大增加，当引导下颌侧方运动时，可以使下颌快速下降，后牙脱离咬殆，减少干扰。

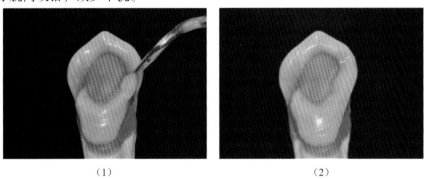

（1）　　　　　　　　　　　　　（2）

图2-190　形成近、远中边缘嵴（一）

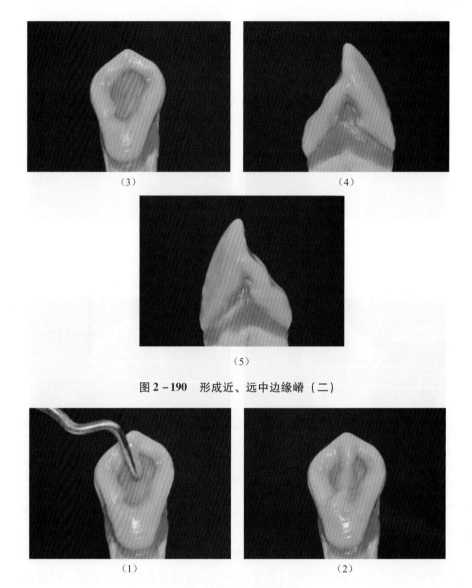

（3） （4）

（5）

图 2 - 190　形成近、远中边缘嵴（二）

（1） （2）

图 2 - 191　形成舌轴嵴

（14）形成切嵴　用电蜡刀蘸取嵌体蜡，在近中斜缘舌侧从近中切角开始，向远中斜向牙尖顶滴蜡，形成近中牙尖嵴。同样的方法，形成远中牙尖嵴，与近中牙尖嵴相交于牙尖顶（图 2 - 192）。近、远中牙尖嵴形成切嵴。

（15）完成舌面形态　在舌面框架内填蜡，完成舌面（图 2 - 193）。

（16）完成邻面　在邻面框架内，滴嵌体蜡填充。近中面平直，外形高点在切 1/3 交界处；远中面稍圆突，外形高点在中 1/3 处且偏舌侧（图 2 - 194）。

（17）修整颈缘　用手术刀切除颈缘线以下的内衬蜡，并切掉距颈缘线 1mm 的嵌体蜡，然后用电蜡刀蘸取颈缘蜡滴至颈缘并用雕刻刀修整（图 2 - 195）。

（18）精修蜡型　用雕刻刀修整蜡型，用丝巾轻轻擦拭表面（图 2 - 196），完成最终形态（图 2 - 197）。

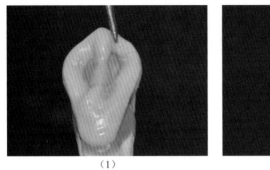
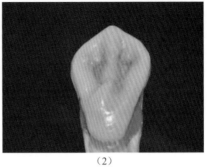

（1） （2）

图 2 - 192 形成切嵴

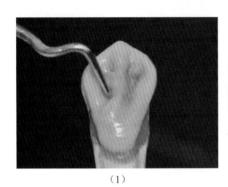
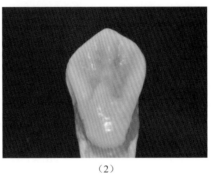

（1） （2）

图 2 - 193 完成舌面形态

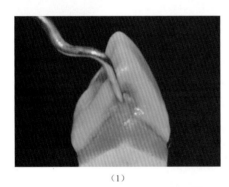
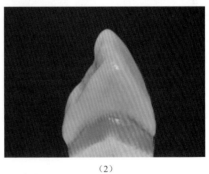

（1） （2）

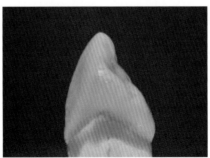

（3）

图 2 - 194 完成邻面形态

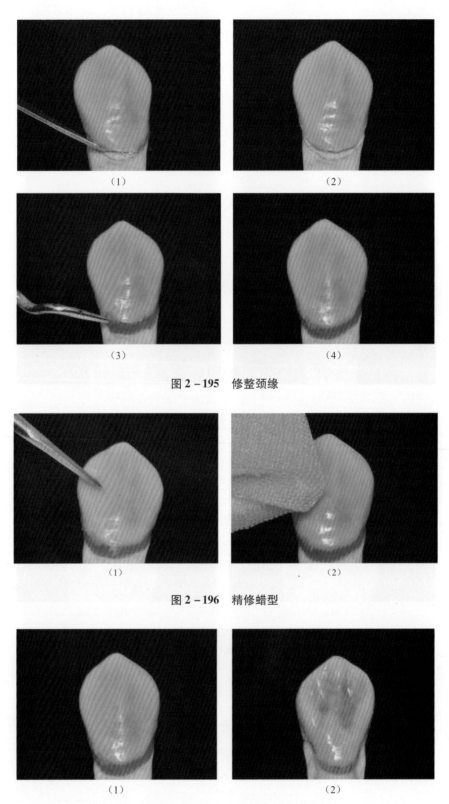

（1）　　　　　　　　　　　（2）

（3）　　　　　　　　　　　（4）

图 2 - 195　修整颈缘

（1）　　　　　　　　　　　（2）

图 2 - 196　精修蜡型

（1）　　　　　　　　　　　（2）

图 2 - 197　圆盘完成各面观（一）

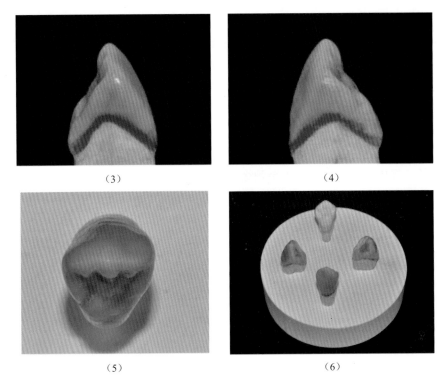

（3）　　　　　　　　　　　　　　（4）

（5）　　　　　　　　　　　　　　（6）

图 2 - 197　圆盘完成各面观（二）

【注意事项】

1. 严格按照参照牙恢复上颌尖牙的近远中径、唇舌径、切颈径。

2. 正确恢复各轴面外形高点的位置。

【实验报告与评定】

1. 叙述上颌尖牙冠部的形态特点。

2. 上颌尖牙冠部蜡型。

三、前磨牙组

前磨牙位于尖牙远中，磨牙近中，包括上颌第一前磨牙、第二前磨牙，下颌第一前磨牙、第二前磨牙，上下左右共 8 颗。颊面与尖牙唇面形态相似，呈五边形。邻面呈四边形，近中面略大于远中面。牙冠呈立方形，𬌗面有 2 ~ 3 个牙尖，上颌前磨牙颊尖高大尖锐协助尖牙撕裂食物，舌尖较小圆钝辅助磨牙捣碎食物；下颌前磨牙颊尖较小圆钝协助磨牙捣碎食物，舌尖高大保护舌缘不受损伤。上颌前磨牙舌面自外形高点向舌尖急剧内收，下颌前磨牙颊面自外形高点向颊尖急剧内收，这样牙齿的功能尖分别与对颌牙的中央窝接触，功能尖位于牙根上方，使𬌗力沿牙体长轴方向传导，保护牙周组织，这种现象被称为"牙冠避让"。同时上下牙齿尖窝相对可以维持面部的垂直距离并支撑口角和面颊部，防止面部塌陷。如果尖牙牙周条件欠佳，上颌第一前磨牙颊尖三角嵴近中斜面与下颌第一前磨牙对下颌的侧方运动起导向作用。

（一）上颌第一前磨牙

上颌第一前磨牙是前磨牙组中体积最大的。牙冠呈立方形，颊舌径大于近远中径。牙冠自颊侧向舌侧缩小显著，颊侧宽而舌侧窄。𬌗面有两个尖，颊尖长而尖，偏向远中，舌尖短而圆钝，偏向近中。

1. 牙冠

（1）颊面　与上颌尖牙唇面类似，但是短小一些。由于颊尖①偏向远中，因而近中斜缘②长，远中斜缘③短。颊尖至颈缘微突成嵴，为颊轴嵴④。颊轴嵴④与牙体长轴平行，颊轴嵴④将颊面分为近远中两颊斜面，近中颊斜面⑤大于远中颊斜面⑥。颊轴嵴④两侧各有一条发育沟⑦。外形高点在颈1/3的颊颈嵴⑧上（图2－198）。

（2）舌面　较窄小而且光滑圆突，呈卵圆形。舌尖①偏向近中，较颊尖②短小、圆钝。外形高点③在中1/3（图2－199）。

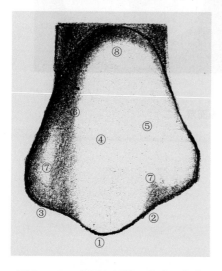
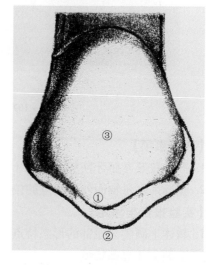

图2－198　右侧上颌第一前磨牙颊面　　　　**图2－199　右侧上颌第一前磨牙舌面**

（3）邻面　约呈四边形，颈部较宽。𬌗缘中央呈"V"形①，颊②、舌尖③分布于两侧。近中面近颈部明显凹陷，可见自𬌗面有近中沟④越过边缘嵴，止于近中面中1/3，接触区的舌侧。近中接触区⑤在近𬌗缘的颊1/3处。远中面较突，颈部平坦。颈线⑥的曲度比近中面小，接触区⑦离𬌗缘较远，偏颊侧（图2－200）。

（4）𬌗面　外形为轮廓显著的六边形，颊侧①宽于舌侧②，近中侧稍凹入。

边缘嵴：由近远中边缘嵴③、④和颊舌尖的近远中牙尖嵴围成。远中边缘嵴④长于近中边缘嵴③。

牙尖：有颊、舌两牙尖，颊尖⑤长而锐利，舌尖⑥短而圆钝。

三角嵴：从颊舌尖顶伸向𬌗面中央的三角嵴，分别称为颊尖三角嵴⑦和舌尖三角嵴⑧。颊尖三角嵴⑦锐而突，两侧三角嵴斜面倾斜度大而平坦，舌尖三角嵴⑧较圆钝，其两侧三角嵴斜面倾斜度小而圆突。

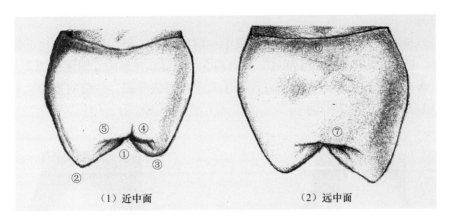

（1）近中面　　　　　　　　（2）远中面

图 2-200　右侧上颌第一前磨牙近远中面

　　窝、沟、点隙：𬌗面中央凹陷称为中央窝⑨，中央窝内有近远中两点隙⑩、⑪，相连的沟称中央沟⑫，其发育沟大致呈"H"形。近中面的近中沟⑬越过近中边缘嵴③汇聚于近中点隙⑩，这是上颌第一前磨牙特有的解剖标志。远中沟⑭从远中边缘嵴内侧走行汇聚于远中点隙⑪（图 2-201）。

　　2. 牙根　为扁圆形根，根的近远中面较平，自颈缘以下至根分叉处呈沟状凹陷。多数根在根中 1/3 或根尖 1/3 处分为颊舌两根。根尖段偏向远中（图 2-202）。

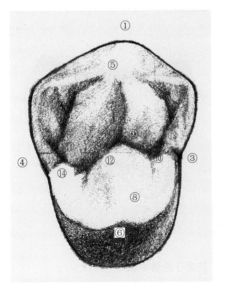

图 2-201　右侧上颌第一前磨牙𬌗面

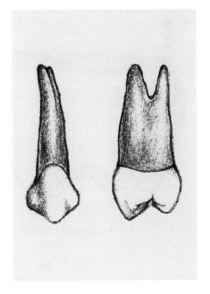

图 2-202　右侧上颌第一前磨牙牙根

（二）上颌第二前磨牙

　　上颌第二前磨牙与上颌第一前磨牙相似，但轮廓不如上颌第一前磨牙锐突，牙体较小，牙尖也较圆钝。整个牙冠显得小而圆突。

1. 牙冠

（1）颊面　颊尖①偏向近中，与上颌第一前磨牙相区别，牙颈部②比上颌第一前磨牙略宽，近中缘③略长于远中缘④，发育沟⑤不明显，颊轴嵴⑥圆钝（图2-203）。

（2）舌面　与颊面相似或略小，舌尖①几乎与颊尖等高，并偏向近中。外形高点在舌面中1/3处②（图2-204）。

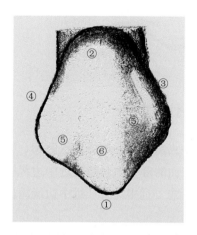

图2-203　右侧上颌第二前磨牙颊面

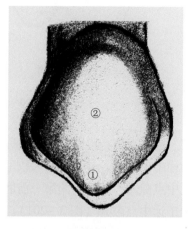

图2-204　右侧上颌第二前磨牙舌面

（3）邻面　呈四边形，近中面近颈部①少有凹陷，亦无沟越过边缘嵴至近中面。近远中接触区②位于𬌗缘稍下处偏颊侧（图2-205）。

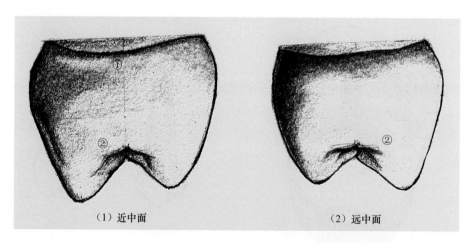

（1）近中面　　　　　　　　　　　　（2）远中面

图2-205　右侧上颌第二前磨牙近远中面

（4）𬌗面　似卵圆六边形，颊缘①与舌缘②宽度相近，近远中边缘嵴③、④等长，𬌗面诸角较圆钝，颊舌尖⑤、⑥均偏向近中，高度、大小亦相近。中央窝⑦沟较浅，无发育沟延伸至邻面。中央沟⑧短，近远中两点隙⑨、⑩相距较近。但𬌗面副沟比第一前磨牙要多（图2-206）。

2. 牙根　上颌第二前磨牙多为扁形单根，牙根多数不分叉，约有5%的双根，根尖段钝而弯，偏向远中（图2-207）。

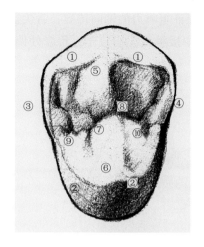

图 2 - 206　右侧上颌第二前磨牙殆面

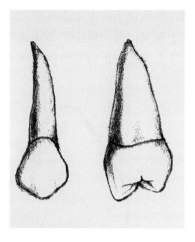

图 2 - 207　右侧上颌第二前磨牙牙根

（三）下颌第一前磨牙

下颌第一前磨牙为前磨牙组中体积最小的。颊舌径与近远中径相近，牙冠呈方圆形。颊舌尖高度差别最大，殆面有横嵴。

下颌第一前磨牙的舌尖比上颌前磨牙的舌尖小得多，它不但在高度和宽度上小很多，而且与对颌无接触，是一个无功能的舌尖。

1. 牙冠

（1）颊面　颊面向舌侧倾斜明显，颊尖①高大而尖锐，牙尖偏向近中，近中斜缘②较远中斜缘③短，颊轴嵴④在颈 1/3 处显突，两侧近远中颊斜面⑤、⑥平坦，有两条浅的发育沟⑦，颊颈嵴呈新月形，外形高点⑧在颈 1/3 处（图 2 - 208）。

（2）舌面　舌面较圆突短小，仅为颊面的 1/2。舌尖①明显小于颊尖②。外形高点③在中 1/3 处（图 2 - 209）。

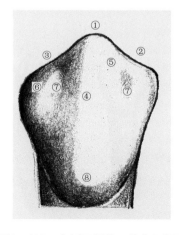

图 2 - 208　右侧下颌第一前磨牙颊面

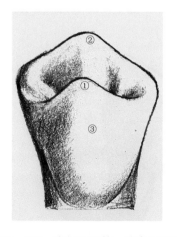

图 2 - 209　右侧下颌第一前磨牙舌面

（3）邻面　为不规则的近似三角形或四边形，殆颈径大于颊舌径，由于牙冠明显偏向舌侧，颊尖顶①位于牙体长轴上，牙根正上方，保证咀嚼力的轴向传导，舌尖②位置明显低于颊尖，舌尖顶位于牙体长轴的舌侧。近远中接触区③均位于近拾缘处偏颊侧。近中面常会有近中舌沟④出现（图2－210）。

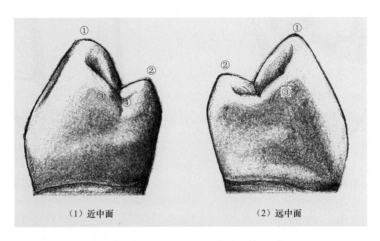

(1) 近中面 　　　　　　　 (2) 远中面

图2－210　右侧下颌第一前磨牙近远中面

（4）拾面　颊侧向舌侧收缩明显，近中边缘嵴①较平直，远中边缘嵴②较圆突，形成非对称的外形轮廓，似圆三角形或卵圆形。其特点是颊尖③高大而舌尖④短小，两尖均偏向近中。颊尖三角嵴⑤长，约占拾面的2/3，舌尖三角嵴⑥短，占拾面的1/3。两条三角嵴横过拾面相连形成横嵴⑦，横嵴是下颌第一前磨牙的重要解剖标志。恒牙列期横嵴代替斜嵴阻止下颌过度后退。上颌第一前磨牙舌尖咬拾于横嵴远中，当下颌后退时，横嵴被上颌第一前磨牙的舌尖阻挡。横嵴将拾面分成较小的三角形近中窝⑧与较大的长圆形远中窝⑨。从近中窝发出的近中沟，延伸跨过近中边缘嵴至舌面，称为近中舌沟⑩，分隔舌尖与近中边缘嵴（图2－211）。

2. 牙根　为扁而细长的单根，颊侧较舌侧宽。根颈1/3处横剖面为扁椭圆形，根尖偏向远中，近中面的根尖段可有分叉痕迹（图2－212）。

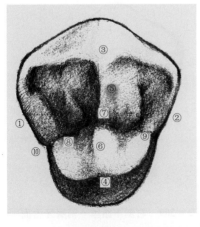

图2－211　右侧下颌第一前磨牙拾面

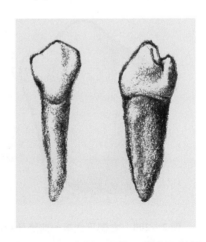

图2－212　右侧下颌第一前磨牙牙根

（四）下颌第二前磨牙

下颌第二前磨牙较下颌第一前磨牙大，在形状上有多种变化，通常有两类：两尖型、三尖型。下颌第二前磨牙的舌尖较发达，双侧边缘嵴也高，从而与上颌牙的咬𬌗作用更强，所以下颌第二前磨牙的功能更像磨牙。

1. 牙冠

（1）颊面　呈方圆五边形，颈部较下颌第一前磨牙稍宽，颊尖①圆钝，颊轴嵴②较圆，向舌侧倾斜度小。牙冠𬌗颈径、颊舌径、近远中径大致相等（图2-213）。

（2）舌面　与颊面大小相近，若有两个舌尖，两尖之间有舌沟①通过，近中舌尖②大于远中舌尖③（图2-214）。

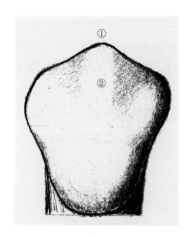
图2-213　右侧下颌第二前磨牙颊面

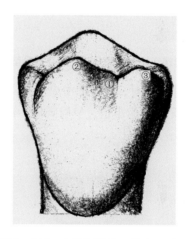
图2-214　右侧下颌第二前磨牙舌面

（3）邻面　近远中接触区①均靠近𬌗缘偏颊侧。与下颌第一前磨牙相比，颊尖②稍短，颊尖顶更偏颊侧，舌尖③较发达，无近中舌沟（图2-215）。

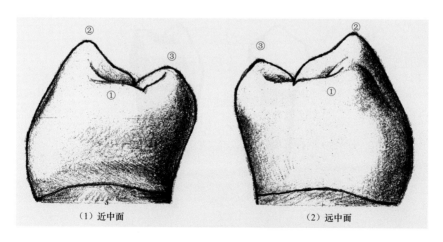
（1）近中面　　　　　　（2）远中面

图2-215　右侧下颌第二前磨牙近远中面

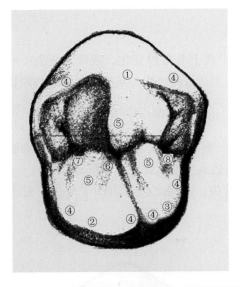

图 2 – 216　右侧下颌第二前磨牙三尖型𬌗面图

（4）𬌗面　呈圆形或卵圆形。有两种类型：三尖型和两尖型。

在三尖型中，颊尖最大①，近中舌尖②次之，远中舌尖③最小。三个牙尖均有明显的牙尖嵴④和三角嵴⑤，有三条主要的发育沟，分布在近中、远中和舌侧。三尖型发育沟常呈 Y 形，约占 31%；二尖型发育沟呈 H 形者约占 43%，呈 U 形者约占 26%。另外，𬌗面还有三个点隙：中央点隙⑥、近中点隙⑦、远中点隙⑧（图 2 – 216、图 2 – 217）。

两尖型与三尖型相比，有以下特点：冠的𬌗缘较圆突；冠的舌面更圆突，且向舌倾；无舌沟；仅有一个发育良好的舌尖与颊尖相对，通常无中央点隙，只有近、远中点隙。

2. 牙根　为单根，呈扁圆形，近中面无分叉痕迹，根尖偏向远中（图 2 – 218）。

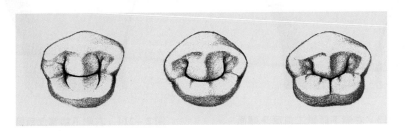

图 2 – 217　三种发育沟

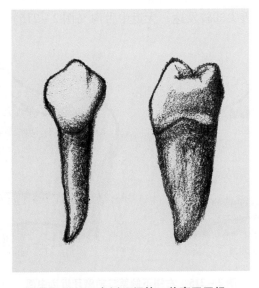

图 2 – 218　右侧下颌第二前磨牙牙根

小　结

表 2 - 8　上颌第一、第二前磨牙的区别

	上颌第一前磨牙	上颌第二前磨牙
颊面	轮廓较锐，近、远中缘较明显	牙冠短小，近、远中缘不明显
	颊尖长而锐，且偏远中	颊尖圆钝，偏近中
	颊轴嵴明显	颊面光滑、轴嵴不明显
	近中缘在颈部有明显凹陷，颈部缩窄	颈部平坦，缩窄不明显
舌面	明显小于颊面	与颊面相似或略小
邻面	颊尖明显高于舌尖	颊舌尖几乎等高
	近颈部明显凹陷	较平坦
	有近中沟越过𬌗缘	很少有近中沟越过𬌗缘
𬌗面	不规则的六边形	似卵圆形
	颊侧宽，向舌侧收缩显著	颊舌侧宽度接近
	中央沟长，近、远中点隙距离远	中央沟短，近、远中点隙距离近
	副沟少	副沟多
	近中边缘嵴短而平，远中边缘嵴长而凸	近远中边缘嵴几乎对称

表 2 - 9　上颌前磨牙左右的区别

	上颌第一前磨牙	上颌第二前磨牙
颊面	颊尖偏向远中	颊尖偏向近中
	近中缘颈部有明显凹陷	
舌面	舌尖偏向近中	舌尖偏向近中
邻面	颈曲度近中大于远中	颈曲度近中大于远中
	有近中沟越过近中边缘嵴	
	近中面颈部凹陷	
𬌗面	近中边缘嵴较直，较短	近中边缘嵴较直，较短
	远中边缘嵴较凸，较长	远中边缘嵴较凸，较长
	近中颊角为锐角	

表 2 - 10　下颌第一、第二前磨牙的区别

	下颌第一前磨牙	下颌第二前磨牙
颊面	牙冠较长	牙冠短而宽
	颊尖较尖	颊尖较圆钝
	颊轴嵴明显	颊轴嵴不明显
	颈部明显缩窄	颈部缩窄不明显
舌面	舌尖极短小	有 1~2 个舌尖
	舌面比颊面明显窄小	舌面与颊面等宽或稍宽

续表

	下颌第一前磨牙	下颌第二前磨牙
邻面	牙冠明显舌倾	牙冠舌倾不明显
	舌尖明显小于颊尖	舌尖稍短于颊尖
	常有近中舌沟	无近中沟
	颊尖顶位于牙体长轴上	颊尖顶位于牙体长轴的颊侧
𬌗面	似圆三角形或卵圆形	方圆形
	向舌侧收缩明显	向舌侧收缩不明显
	有横嵴	无横嵴
	无三尖型	三尖型有两个舌尖

表 2 - 11　下颌前磨牙左右的区别

	下颌第一前磨牙	下颌第二前磨牙
颊面	颊尖偏近中	颊尖偏近中
舌面	常有近中舌沟	近中舌尖大于远中舌尖
𬌗面	远中窝比近中窝稍大	颊尖偏近中
	近中边缘嵴平直	近中舌尖大
	远中边缘嵴圆突	
	颊舌尖都偏向近中	

表 2 - 12　上颌前磨牙与下颌前磨牙的区别

	上颌前磨牙	下颌前磨牙
牙冠外形	颊舌径大于近远中径	颊舌径近似等于近远中径
邻面	牙冠直立	牙冠舌倾
	颊面较直，舌面曲率大	颊面曲率大，舌面较直
𬌗面	颊舌径明显大于近远中径	颊舌径和近远中径约相等
	卵圆形	方圆形

练习一　前磨牙组牙体绘图

【目的要求】

通过对前磨牙组牙体形态的绘图练习，进一步掌握前磨牙组的轮廓特征。

【实验内容】

1. 2 倍比例绘图。
2. 牙面绘图。

【实验学时】

12 学时。

【实验用品】

直尺、HB 铅笔、橡皮、美术本。

【方法步骤】

同尖牙组绘图。

1. 牙体绘图

（1）右上颌第一前磨牙的画法见图 2 – 219。

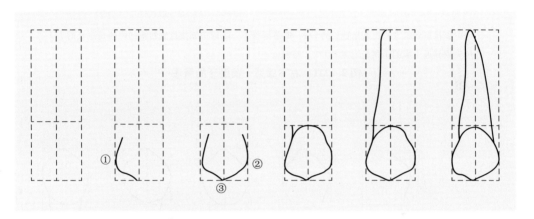

①远中邻接点到殆缘的距离是冠长的 1/3　②近中邻接点到殆缘的距离是冠长的 2/5
③颊尖顶到近中缘的距离是冠宽的 3/5，略偏远中

图 2 – 219　右上颌第一前磨牙的画法

（2）右上颌第二前磨牙的画法见图 2 – 220。

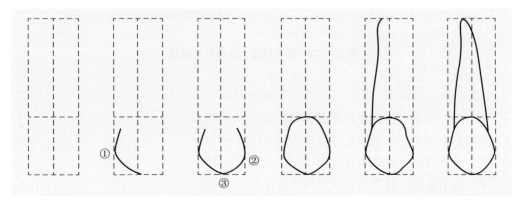

①远中邻接点到殆缘的距离是冠长的 1/2，略靠近殆缘　②近中邻接点到殆缘的距离是冠长的 1/3
③颊尖顶偏近中到近中缘的距离是冠宽的 2/5

图 2 – 220　右上颌第二前磨牙的画法

（3）右下颌第一前磨牙的画法见图 2 – 221。

（4）右下颌第二前磨牙的画法见图 2 – 222。

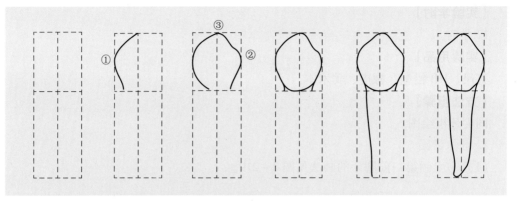

①远中邻接点到殆缘的距离是冠长的1/2，略靠近殆缘　②近中邻接点到殆缘的距离是冠长的1/3
③颊尖顶到近中缘的距离是冠宽的1/2，略偏近中

图 2－221　右下颌第一前磨牙的画法

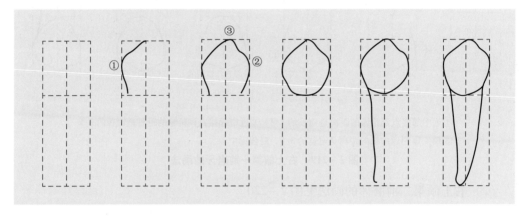

①远中邻接点到殆缘的距离是冠长的1/2，略靠近殆缘　②近中邻接点到殆缘的距离是冠长的1/3
③颊尖顶到近中缘的距离是冠宽的1/2，略偏近中

图 2－222　右下颌第二前磨牙的画法

2. 牙冠各牙面绘图　同尖牙组牙冠各面绘图。

（1）右上颌第一前磨牙各牙面的画法见图 2－223。

（2）右上颌第二前磨牙各牙面的画法见图 2－224。

（3）右下颌第一前磨牙各牙面的画法见图 2－225。

（4）右下颌第二前磨牙各牙面的画法见图 2－226。

【注意事项】

1. 各面定点位置要准确。

2. 线条圆滑。

【实验报告与评定】

根据绘图过程是否规范及绘图质量给予评定。

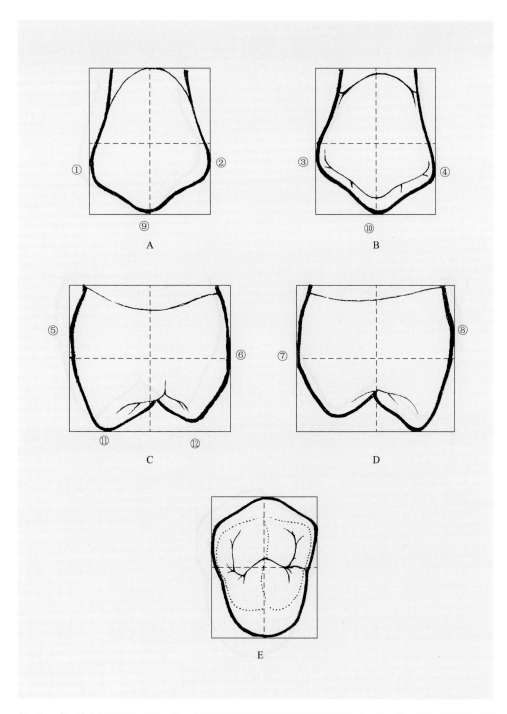

①、②、③、④位置同牙体绘图　⑤、⑧颊面外形高点到颈缘的距离是冠长的1/3　⑥、⑦舌面外形高点到
颈缘的距离是冠长的1/2　⑨颊尖偏远中，到近中缘的距离是冠宽的3/5　⑩舌尖偏近中，到近中缘的距离
是冠宽的2/5　⑪、⑫颊舌尖分别到颊舌面边框的距离是冠厚的1/6

A. 颊面　B. 舌面　C. 近中面　D. 远中面　E. 殆面

图 2 - 223　右上颌第一前磨牙各牙面的画法

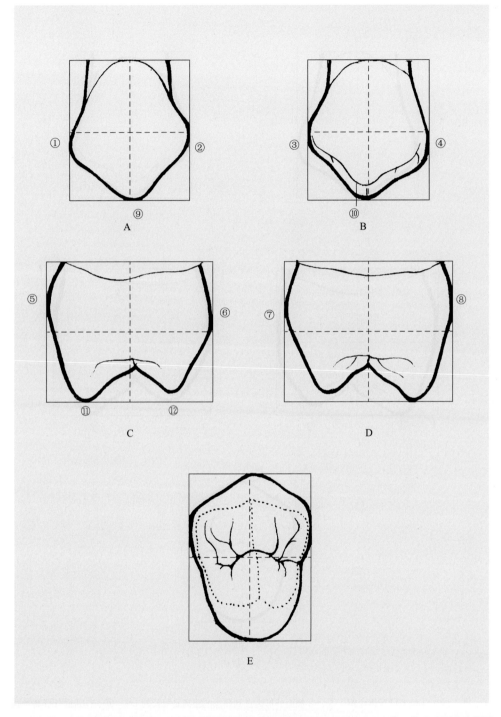

①、②、③、④位置同牙体绘图　⑤、⑧颊面外形高点到颈缘的距离是冠长的1/4　⑥、⑦舌面外形高点到颈缘的距离是冠长的1/3　⑨颊尖偏近中，到近中缘的距离是冠宽的2/5　⑩舌尖偏近中，到近中缘的距离是冠宽的2/5　⑪颊尖到颊面边框的距离是冠厚的1/6　⑫舌尖到舌面边框的距离是冠厚的1/5

A. 颊面　B. 舌面　C. 近中面　D. 远中面　E. 𬌗面

图 2 - 224　右上颌第二前磨牙各牙面的画法

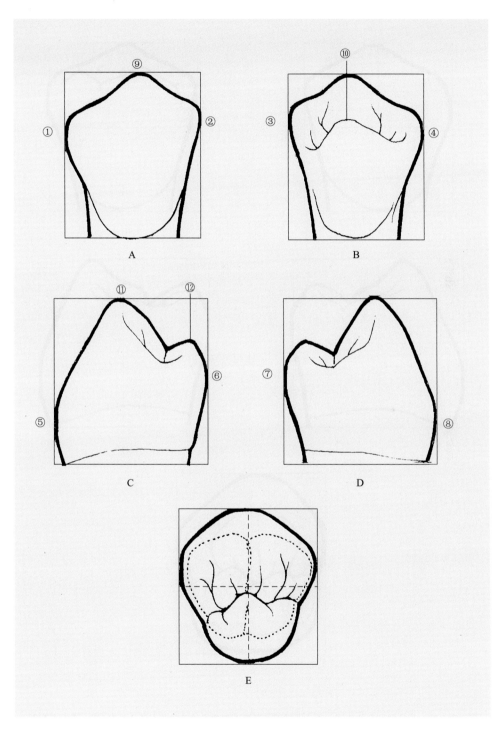

①、②、③、④位置同牙体绘图　⑤、⑧颊面外形高点到颈缘的距离是冠长的1/3　⑥、⑦舌面外形高点到
颈缘的距离是冠长的1/2　⑨颊尖到近中缘的距离是冠宽的1/2，略偏近中　⑩舌尖到近中缘的距离是冠宽
的2/5　⑪颊尖到颊面边框的距离是冠厚的1/2，略偏颊侧　⑫舌尖到舌面边框的距离是冠厚的1/6

A. 颊面　B. 舌面　C. 近中面　D. 远中面　E. 𬌗面

图 2－225　右下颌第一前磨牙各牙面的画法

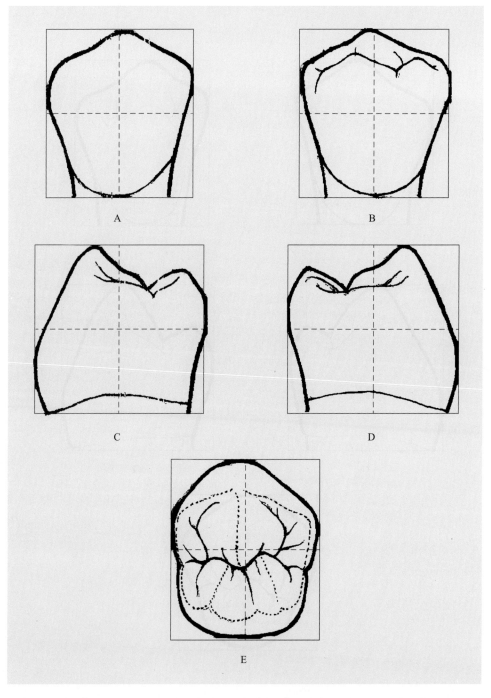

①、②、③、④位置同牙体绘图　⑤、⑧颊面外形高点到颈缘的距离是冠长的2/5　⑥、⑦舌面外形
高点到颈缘的距离是冠长的1/2　⑨颊尖到近中缘的距离是冠宽的1/2，略偏近中　⑩、⑪近中舌尖、
远中舌尖到近远中缘的距离是冠宽的1/3　⑫颊尖到颊面边框的距离是冠厚的1/3，略偏舌侧　⑫舌
尖到舌面边框的距离是冠厚的1/6

A. 颊面　B. 舌面　C. 近中面　D. 远中面　E. 𬌗面

图2-226　右下颌第二前磨牙各牙面的画法

练习二 上颌第一前磨牙滴蜡成形

【目的要求】

1. 通过滴蜡练习，掌握上颌第一前磨牙解剖形态特点。

2. 认识上颌第一前磨牙形态结构的功能。

3 加强滴蜡过程中对蜡温和蜡量的控制。

【实验内容】

在圆盘上完成上颌第一前磨牙的滴蜡成形。

【实验学时】

24 学时。

【准备工作】

1. 器材准备 同中切牙。

2. 圆盘准备 准备一颗上颌第一前磨牙的离体牙，翻制 5 颗石膏牙：一颗作为参照牙；一颗制备为预备体的形态，即以颈缘线为肩台，牙冠整体磨除 1～2mm，用于制作全冠蜡型；两颗分别磨除一个牙尖，用于分牙尖制作蜡型；一颗将牙冠磨除殆面1/2，形成一个平台，用于制作蜡型平台的参照。将 5 颗牙分别在根部打孔、插钉，形成可摘卸的代型，放置于一个圆盘上，形成上颌第一前磨牙圆盘（图 2－227）。

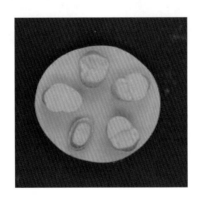

图 2－227 上颌第一前磨牙圆盘

【方法步骤】

1. 分牙尖制作殆面形态

（1）制作颊尖 上颌第一前磨牙颊尖高大、尖锐，形态似尖牙，可协助尖牙撕裂食物；覆盖在下颌牙外侧，支撑颊黏膜，保护软组织；颊尖近中舌斜面可辅助尖牙引导下颌侧方运动。

① 涂分离剂 用软毛刷在颊侧平台上均匀涂一层分离剂，多余的可用吸水纸吸走（图 2－228）。

② 滴颈缘蜡 在平台表面先均匀滴一层厚约 0.3mm 的颈缘蜡，可以有效地增加蜡型与平台之间的密合度（图 2－229）。

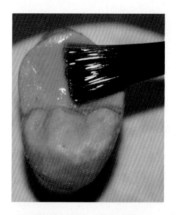

图 2－228　涂分离剂

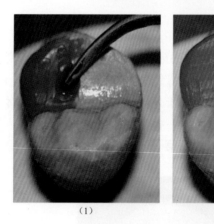

（1）　　　　　　　　　　（2）

图 2－229　滴颈缘蜡

③ 确定颊尖顶位置　依据参照牙用标记笔在平台上画出颊尖三角嵴的走行方向。上颌第一前磨牙颊尖偏向远中，三角嵴从𬌗面中央出发，向颊侧稍偏远中，牙尖顶在此直线上距平台颊面𬌗缘内约 1mm 的位置。用电蜡刀蘸取少量嵌体蜡，在此位置滴一粒直径约 1mm 的球形蜡，并加高成蜡柱。用直尺测量牙尖顶到颈缘的距离，与参照牙的高度一致（图 2－230～图 2－234）。

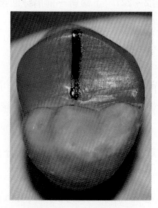

图 2－230　画出三角嵴走行方向

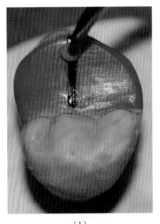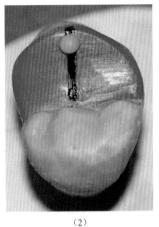

（1） （2）

图 2 –231 确定颊尖顶位置

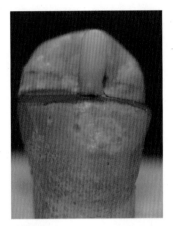

图 2 –232 制作蜡柱

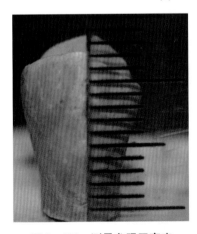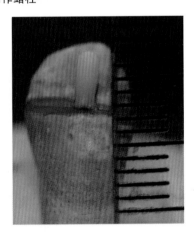

图 2 –233 测量参照牙高度 图 2 –234 确定制作牙高度

④ 形成蜡锥 用电蜡刀蘸取嵌体蜡，由牙尖顶沿标志线滴一蜡条，直到中央沟，向两侧加蜡，并延伸到颊面，形成锥体，呈山顶状，底部以平台边缘为界（图 2 –235、图 2 –236）。滴蜡恢复平台以上颊轴嵴直到牙尖顶，颊尖稍偏向远中，形态与参照牙一致。

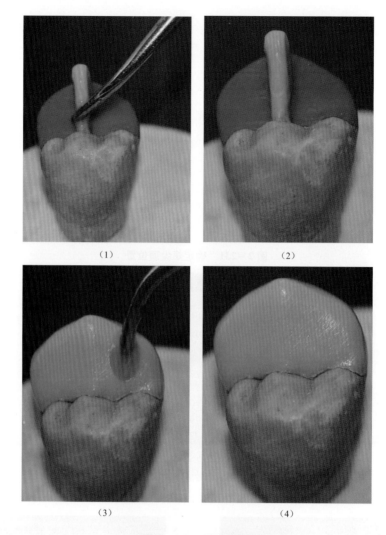

（1）　　　　　　　　　（2）

（3）　　　　　　　　　（4）

图 2 – 235　形成蜡锥

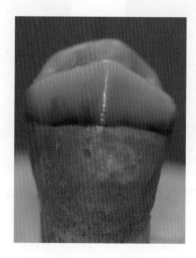

图 2 – 236　颊侧观

⑤ 形成三角嵴　用电蜡刀蘸取嵌体蜡，由锥尖顶开始，向舌侧稍偏近中方向滴蜡，直到中央沟处，形成三角嵴，根据参照牙制作三角嵴的形态，似三角形，靠近中央沟处较宽（图2－237）。

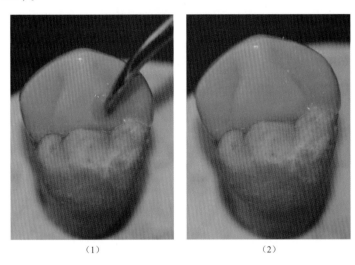

（1）　　　　　　　　　　　　（2）

图2－237　形成颊尖三角嵴

⑥ 形成近中牙尖嵴和近中辅助嵴　用电蜡刀蘸取嵌体蜡，由锥尖顶向近中稍偏舌侧方向滴蜡至平台近中边缘，形成近中牙尖嵴，然后呈90°角转向舌侧滴蜡，形成近中辅助嵴，与舌尖的近中辅助嵴相连，形成近中边缘嵴（图2－238）。最后在平台颊侧滴蜡形成近中颊斜面的殆1/3部分。

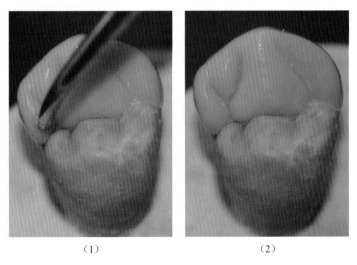

（1）　　　　　　　　　　　　（2）

图2－238　形成近中牙尖嵴、辅助嵴

⑦ 制作远中牙尖嵴和远中辅助嵴　用电蜡刀蘸取嵌体蜡，由锥尖顶向远中滴蜡至平台远中边缘，偏向舌侧的程度比近中牙尖嵴略大，形成远中牙尖嵴。在牙尖嵴的末端，转向舌侧滴蜡，形成远中辅助嵴，与舌尖的远中辅助嵴相连，形成远中边缘嵴（图2－239）。最后在平台颊侧滴蜡形成远中颊斜面的殆1/3部分。

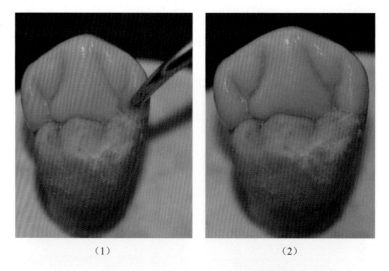

（1）　　　　　　　　　（2）

图 2 - 239　形成远中牙尖嵴、辅助嵴

⑧ 精修蜡型　用雕刻刀修整颊尖解剖形态，用丝巾轻轻擦拭表面，完成最终形态（图 2 - 240）。

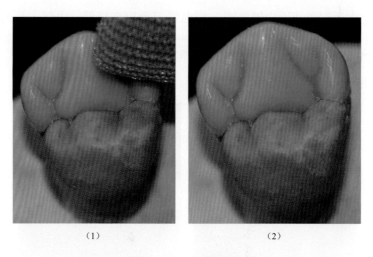

（1）　　　　　　　　　（2）

图 2 - 240　精修完成

（2）制作舌尖　上颌第一前磨牙舌尖较小且圆钝，辅助磨牙磨碎食物。

① 涂分离剂　见图 2 - 241。

② 滴颈缘蜡　见图 2 - 242。

③ 确定舌尖顶位置　依据参照牙在平台上用标记笔画出舌尖三角嵴的走行方向，上颌第一前磨牙舌尖偏向近中，三角嵴从𬌗面中央出发，向舌侧稍偏近中，牙尖顶在此直线上距在平台舌面𬌗缘内约 2mm 的位置。用电蜡刀蘸取少量嵌体蜡，在此位置滴一粒球形蜡，确定舌尖顶的位置，并加高成蜡柱。用直尺测量牙尖顶到颈缘的距离，与参照牙的高度一致（图 2 - 243 ~ 图 2 - 247）。

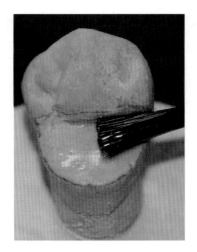

图 2 - 241 涂分离剂

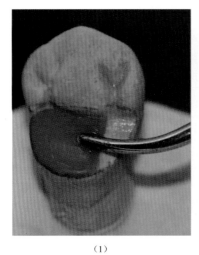

（1）

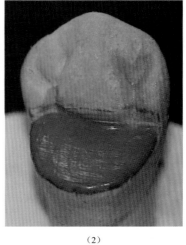

（2）

图 2 - 242 滴颈缘蜡

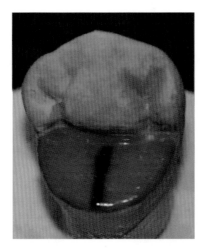

图 2 - 243 画出三角嵴走行方向

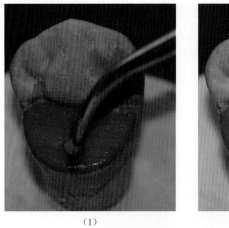
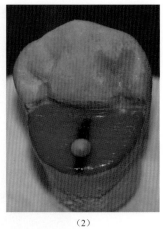

（1）　　　　　　　　　　（2）

图 2 - 244　确定舌尖顶位置

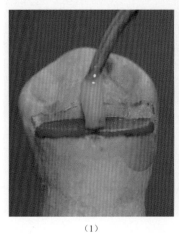
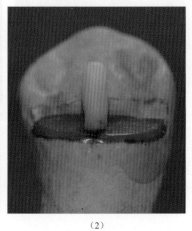

（1）　　　　　　　　　　（2）

图 2 - 245　制作蜡柱

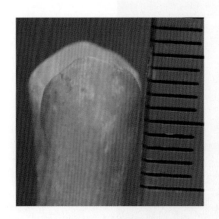
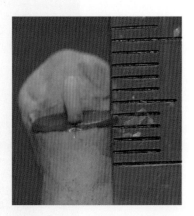

图 2 - 246　测量参照牙高度　　　图 2 - 247　确定制作牙高度

④ 制作蜡锥　用电蜡刀蘸取嵌体蜡，由牙尖顶沿标记线方向滴制一蜡条，向两侧滴蜡，并延伸至舌面，形成锥体，呈山顶状，底部以平台边缘为界。滴蜡恢复平台以上舌轴嵴，直到牙尖顶，舌轴嵴不明显，稍圆钝，形态与参照牙一致（图 2 - 248、图 2 - 249）。

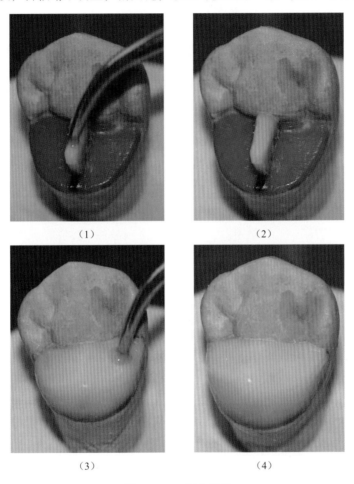

（1）　　　　　　　　　　（2）

（3）　　　　　　　　　　（4）

图 2 - 248　制作蜡锥

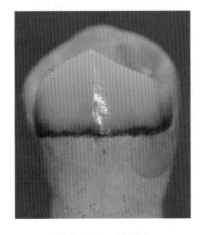

图 2 - 249　舌侧观

⑤ 制作三角嵴 用电蜡刀蘸取嵌体蜡，由锥尖顶开始，向颊侧稍偏远中方向滴蜡，到中央沟处，形成三角嵴，根据参照牙制作三角嵴的形态（图2-250）。

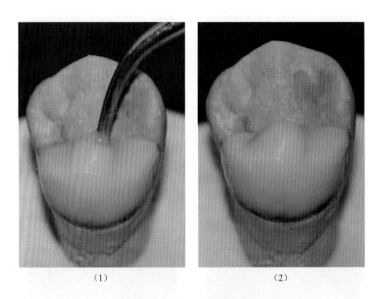

（1） （2）

图2-250 形成三角嵴

⑥ 制作近中牙尖嵴和近中辅助嵴 用电蜡刀蘸取嵌体蜡，由锥尖顶开始，向近中滴蜡，逐渐偏向颊侧，形成近中牙尖嵴，然后呈圆弧形转向颊侧形成近中辅助嵴，与颊尖的近中辅助嵴相连，形成近中边缘嵴（图2-251）。

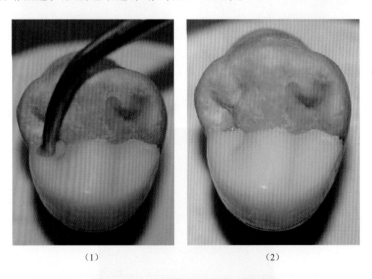

（1） （2）

图2-251 形成近中牙尖嵴、辅助嵴

⑦ 制作远中牙尖嵴和远中辅助嵴 用电蜡刀蘸取嵌体蜡，由锥尖顶开始，向远中滴蜡，偏向颊侧，形成远中牙尖嵴，然后呈圆弧形转向颊侧形成远中辅助嵴，与颊尖的远中辅助嵴相连，形成远中边缘嵴（图2-252）。

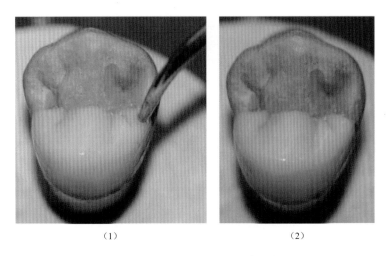

（1）　　　　　　　　　（2）

图 2 - 252　远中牙尖嵴、辅助嵴

⑧ 精修蜡型　用雕刻刀修整舌尖解剖形态，用丝巾轻轻擦拭表面，完成最终形态（图 2 - 253）。

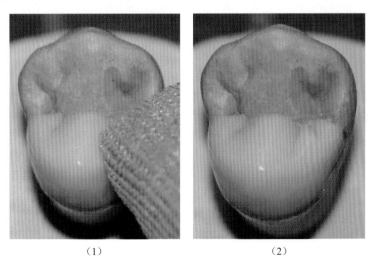

（1）　　　　　　　　　（2）

图 2 - 253　精修蜡型

2. 制作牙冠解剖形态

（1）涂分离剂　在石膏预备体上均匀涂布分离剂，并超过颈缘线 2mm。注意在肩台处不要过多，以免影响冠的密合度。多余的分离剂可用吸水纸吸走（图 2 - 254）。

（2）滴内衬蜡　用电蜡刀蘸取内衬蜡，工作端与代型表面平行，拉动电蜡刀，均匀滴一层厚约 0.3mm 的内衬蜡，范围应超过颈缘线 1mm，这样可以有效地增加蜡型与代型之间的密合度，防止蜡收缩引起边缘不密合（图 2 - 255）。

（3）制作𬌗面平台

① 确定平台颊舌径　用直尺测量参照平台的颊舌径，然后用电蜡刀分别在颊舌面中点处水平向外滴蜡形成蜡柱，使制作牙平台的颊舌径与参照牙平台一致（图 2 - 256 ~ 图 2 - 258）。

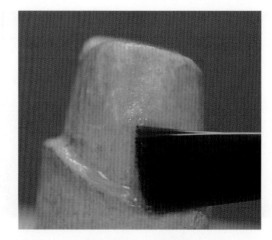

图 2 - 254　涂分离剂

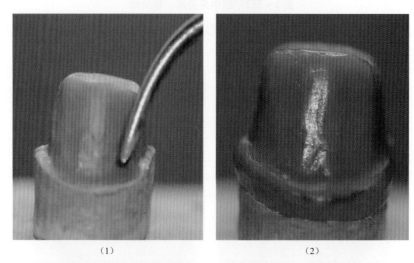

（1）　　　　　　　　　　　　　（2）

图 2 - 255　滴内衬蜡

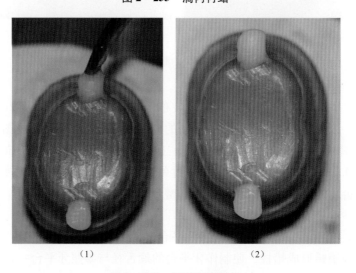

（1）　　　　　　　　　　　　　（2）

图 2 - 256　颊舌面滴蜡柱

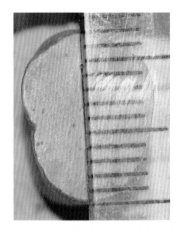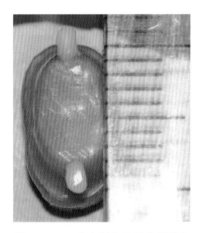

图 2 – 257　测量参照牙平台颊舌径　　　　图 2 – 258　确定制作牙平台颊舌径

② 确定平台近远中径　用直尺测量参照牙平台的近远中径，然后用电蜡刀分别在近远中面中点处水平向外滴蜡形成蜡柱，使制作牙平台的近远中径与参照平台一致（图 2 – 259 ~ 图 2 – 261）。

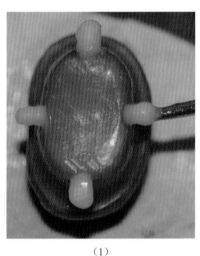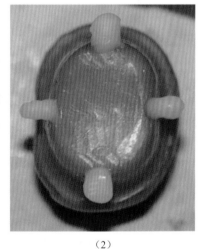

（1）　　　　　　　　　　　　　　（2）

图 2 – 259　近远中面滴蜡柱

③ 形成𬌗面平台　用电蜡刀蘸取嵌体蜡分别连接各个面的蜡柱，与参照牙平台𬌗面形态一致。然后向中央滴蜡并用雕刻刀修整，完成平台。注意：平台完成后，再次测量颊舌径、近远中径与参照牙平台一致（图 2 – 262、图 2 – 263）。

④ 恢复平台以下轴面突度　上颌第一前磨牙的颊面外形高点在颈1/3，在颈部滴蜡形成颊颈嵴。在近、远中方向纵向滴蜡，形成平台以下部分的近、远中缘，靠近颈部蜡条趋向颊面中部，使得颈部缩窄明显，近中缘在颈1/3凹陷。纵向连接颊颈嵴与平台颊侧边缘，隆起呈颊轴嵴，轴嵴近、远中滴蜡恢复颊面颈部近、远中斜面。同样方法滴蜡恢复舌面形态，舌面轴嵴、颈嵴不明显，较圆钝。在邻面平台以下部分框架内滴蜡，近、远中面均较平坦，在近中面的颈部有沟状凹陷。用雕刻刀修整蜡型表面，完成平台（图 2 – 264 ~ 图 2 – 271）。

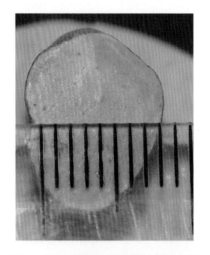 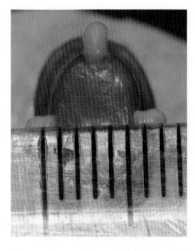

图 2 – 260　测量参照牙平台近远中径　　图 2 – 261　确定制作平台近远中径

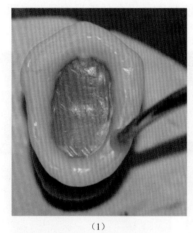 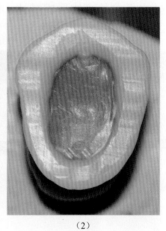

（1）　　　　　　　　　　　　（2）

图 2 – 262　连接各蜡柱

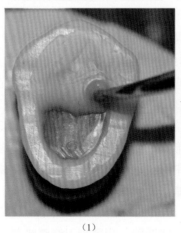

（1）　　　　　　　　　　　　（2）

图 2 – 263　完成平台

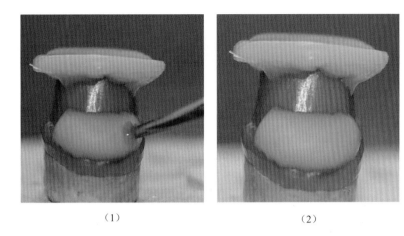

（1）　　　　　　　　　　　　（2）

图 2 - 264　形成颊颈嵴

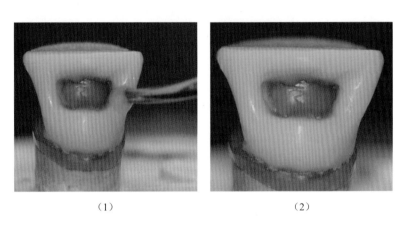

（1）　　　　　　　　　　　　（2）

图 2 - 265　形成近远中缘

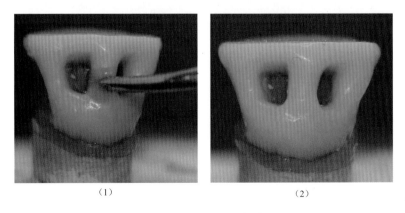

（1）　　　　　　　　　　　　（2）

图 2 - 266　形成颊轴嵴

（4）确定各牙尖区域　上颌第一前磨牙中央沟位于𬌗面的中央，走行为近远中方向。在平台颊舌向的中央，用黑色标记笔画出中央沟的位置。中央沟把𬌗面分为颊、舌两个牙尖（图 2 - 272、图 2 - 273）。

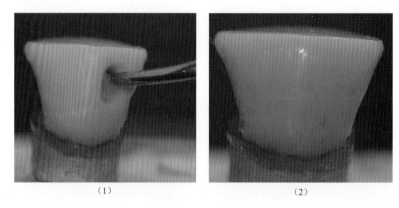

(1)　　　　　　　　　　　　(2)

图 2 - 267　完成颊面

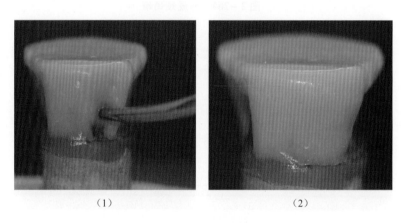

(1)　　　　　　　　　　　　(2)

图 2 - 268　完成舌面

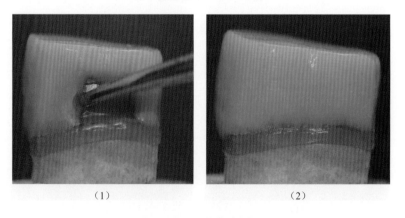

(1)　　　　　　　　　　　　(2)

图 2 - 269　完成近中面

（5）确定牙尖顶位置，并制作蜡锥　制作方法同分牙尖制作，画出各牙尖三角嵴的走行方向，确定牙尖顶位置，并加高成蜡柱，完成各牙尖的蜡锥（图 2 - 274 ～图 2 - 276）。

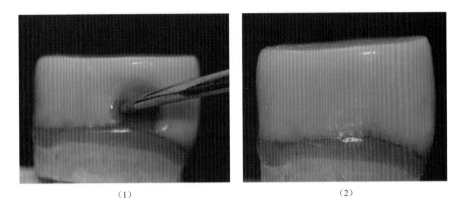

（1）　　　　　　　　　　（2）

图 2 – 270　完成远中面

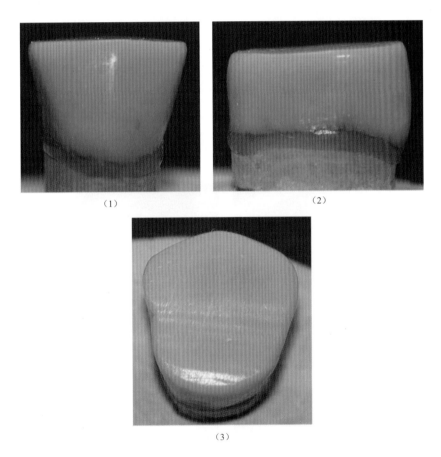

（1）　　　　　　　　　　（2）

（3）

图 2 – 271　完成平台

（6）完成各牙尖　制作方法如分牙尖制作（图 2 – 277）。

（7）修整颈缘　用手术刀刮除边缘线以下的蜡，并切掉距边缘线 1mm 的蜡，然后用颈缘蜡加边缘并修整。颈缘蜡黏性较大，可以增加边缘密合度。具体步骤如图 2 – 278、图 2 – 279。

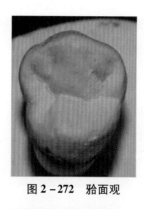

图 2－272　牊面观

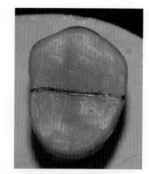

图 2－273　画中央沟

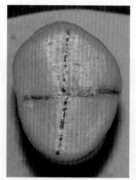

图 2－274　画出三角嵴走行方向

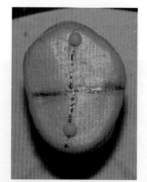

图 2－275　牙尖定点

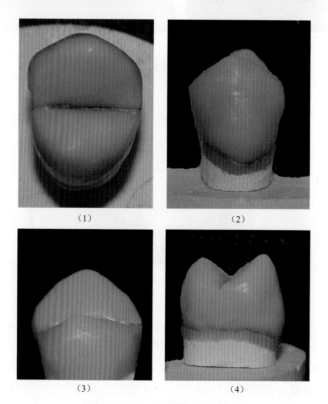

（1）

（2）

（3）

（4）

图 2－276　蜡锥完成各面观

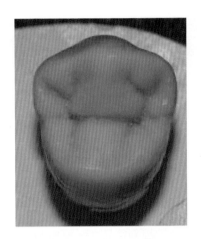

图 2 – 277　殆面制作完成

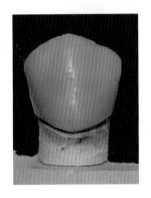

图 2 – 278　切除颈缘

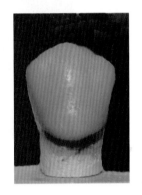

图 2 – 279　加颈缘蜡

（8）精修蜡型　用雕刻刀修整蜡型，用丝巾轻轻擦拭表面，完成最终形态（图 2 – 280）。

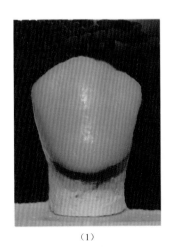

（1）

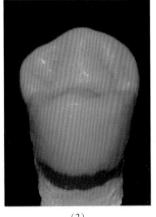

（2）

图 2 – 280　圆盘完成各面观（一）

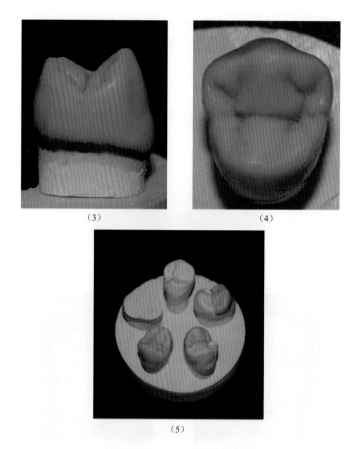

（3）　　　　　　　　　（4）

（5）

图 2-280　圆盘完成各面观（二）

【注意事项】

1. 严格按照参照牙恢复上颌第一前磨牙的近远中径、颊舌径、殆颈径。
2. 正确恢复各轴面外形高点的位置。
3. 颊、舌尖的分布位置，窝沟的走行。

【实验报告与评定】

1. 叙述上颌第一前磨牙冠部的形态特点。
2. 上颌第一前磨牙牙冠部蜡型。

四、磨牙组

　　磨牙位于前磨牙的远中，上下左右共 8～12 颗，体积较大，由第一磨牙、第二磨牙到第三磨牙依次减小。由颊、舌尖组成，共 4～5 个牙尖。上颌颊尖较锐，舌尖圆钝。下颌颊尖圆钝，舌尖较锐。磨牙殆面由四周的边缘嵴围成，可以将食物局限在殆面窝内。其结构复杂，窝沟点隙较多，承担咀嚼的主要任务，修复时要注意发育沟的形态和走向，要利于食物的排溢及下颌运动的通畅，并恢复良好的咬殆关系。磨牙的殆面均有一个中央窝，由其中的三个主要牙尖构成。上颌为近、远中颊尖和近中舌尖，下颌的远中颊尖咬殆于此中央窝；下颌为近、远中舌尖和远中颊尖，上颌的近中舌尖咬殆于此。

其余为辅助牙尖补足整个𬌗面。咀嚼时，上下牙齿尖、窝相对，形态似"杵臼"，可提高咀嚼效率，并使上下颌咬𬌗关系稳定。牙尖由颊舌面外形高点向𬌗面中心聚拢，功能尖尤为明显，颊舌尖间距为颊舌径的1/2，基本上与前磨牙颊舌尖间距相等。使牙尖更接近于牙体中心，有利于𬌗力轴向传导，并在下颌侧向运动中减少干扰。每个牙尖都有四个斜面，其中上颌颊尖的颊斜面无咬𬌗接触，颊尖的舌斜面及舌尖的颊舌斜面均有咬𬌗接触；下颌舌尖舌斜面无咬𬌗接触。近中接触区均位于近𬌗缘偏颊侧，呈凹面，远中接触区均位于近𬌗缘的中1/3，呈凸面。颊面的外形高点位于颈1/3，舌面位于中1/3处。

（一）上颌第一磨牙

上颌第一磨牙在上颌磨牙中体积最大，与下颌第一磨牙同在6岁左右萌出，同称六龄牙。

1. 牙冠

（1）颊面 呈梯形，近远中径大于𬌗颈径。近中缘①长而直，远中缘②短而圆凸。近中颊尖③略宽于远中颊尖④，远中颊尖④比近中颊尖③更尖更长。两牙尖之间有一条发育沟，称为颊沟⑤，在冠中部形成颊点隙⑥。近中颊尖的颊轴嵴⑦较远中颊尖的颊轴嵴⑧明显突出。颈缘线较低平，其中部有时微凸向根分叉区⑨（图2-281）。

（2）舌面 稍小于颊面，近中舌尖①明显大于远中舌尖②，约占舌面的3/5，在舌侧偶见第五牙尖，称为卡氏尖，无功能。远中舌尖较小而短，两尖之间有远中舌沟③通过。舌轴嵴④不明显（图2-282）。

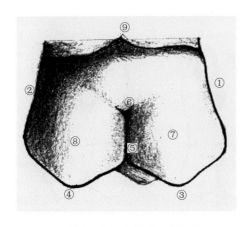

图2-281 右侧上颌第一磨牙颊面

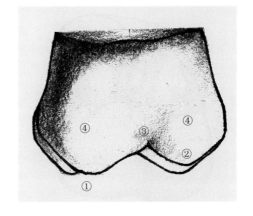

图2-282 右侧上颌第一磨牙舌面

（3）邻面 近中面较宽且平坦，远中面稍小且圆突。颊缘①直，舌缘②圆突。颈曲线③的曲度在近中面稍大（图2-283）。

（4）𬌗面 呈斜方形，近颊𬌗点角①及远舌𬌗点角②为锐角，远颊𬌗点角③及近舌𬌗点角④为钝角。

牙尖：一般有4个牙尖，两个颊尖，两个舌尖。其大小顺序依次为近中舌尖⑤、近中颊尖⑥、远中颊尖⑦、远中舌尖⑧。其中近中舌尖为主要的功能尖，咬殆于对颌牙的中央窝。

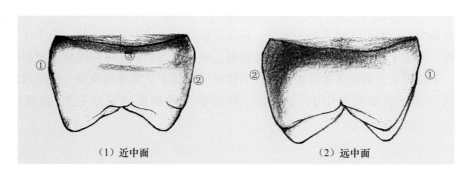

（1）近中面　　　　　　　　　　（2）远中面

图 2-283　右侧上颌第一磨牙近远中面

三角嵴：每个牙尖都至少有一个三角嵴，而近中舌尖通常有两个三角嵴，一条伸向殆面中央⑨，另一条与远中颊尖三角嵴斜行相连，构成斜嵴⑩，是上颌第一磨牙特有的解剖标志。在替牙殆时期，防止下颌过度后退，有利于建立正常的咬殆关系。

窝、沟及点隙：殆面的中央凹陷成窝，由斜嵴将殆面分成近中窝⑪和远中窝⑫。近中窝较大，约占殆面的 2/3，又名中央窝，颊沟和中央沟自颊侧及近远中方向汇聚于中央窝内，称中央点隙⑬。远中窝较小，窝内有远中点隙，并有远中舌沟⑭分隔两舌尖。殆面窝沟有其特定的形态和走向，利于排溢食物和下颌运动的通畅（图 2-284）。

2. 牙根　分叉为三根，分别为近、远中颊根和舌根。牙根未分叉部分叫根干或根柱。三个牙根的根尖距较大，有利于牙的稳固和殆力的分散传递（图 2-285）。

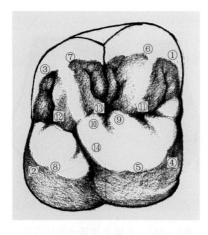

图 2-284　右侧上颌第一磨牙殆面图

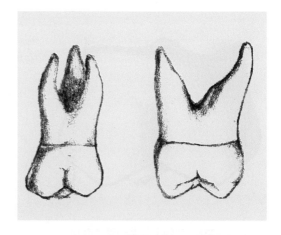

图 2-285　右侧上颌第一磨牙牙根

（二）上颌第二磨牙

上颌第二磨牙类似于上颌第一磨牙，但第一磨牙上的一些形态、发育的特点在第二磨牙上不明显。

1. 牙冠　颊侧殆缘也由两个颊尖的四条牙尖嵴组成。但舌侧殆缘因远中舌尖的部分退化使牙冠表现为四尖型和三尖型两种类型。

（1）四尖型　比上颌第一磨牙稍小，颊舌面大小相近，颊面自近中至远中舌侧的倾斜度大于上颌第一磨牙，远中颊尖①明显缩小。舌面近中舌尖②占大部分，极少有第五牙尖。𬌗面斜方形不明显，斜嵴③不如上颌第一磨牙明显，颊沟④、远中舌沟⑤亦不如上颌第一磨牙明显，但有远中沟⑥横过。

（2）三尖型　与上颌第一磨牙显然不同，颊面宽大，舌面因远中舌尖的退化程度不同而明显小于颊面，𬌗面呈圆三角形。近中颊尖、远中颊尖大小相等，舌尖特大而圆突，偏近中（图2－286）。

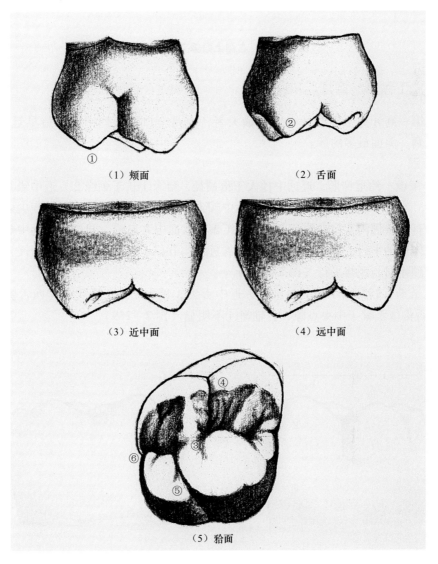

（1）颊面　　　　　　　　　　　　（2）舌面

（3）近中面　　　　　　　　　　　　（4）远中面

（5）𬌗面

图2－286　右侧上颌第二磨牙四尖型各面图

2. 牙根　为三根，根分叉度较小，且向远中偏斜（图2－287）。

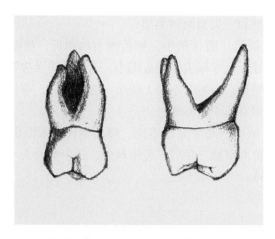

图 2 - 287　右侧上颌第二磨牙牙根

（三）下颌第一磨牙

下颌第一磨牙为下颌磨牙中体积最大者，也是全口恒牙列中萌出最早且𬌗面尖、嵴、沟、窝、斜面最多的牙。

1. 牙冠

（1）颊面　约呈梯形，近远中径大于𬌗颈径，𬌗缘①长于颈缘②，近中缘③直，远中缘④突。有三个颊尖：近中颊尖⑤、远中颊尖⑥、远中尖⑦。近、远中颊尖之间颊面中 1/3 处有一条颊沟⑧，末端有点隙⑨，汇聚于𬌗面中央点隙，并与近、远中颊尖颊轴嵴⑩、牙体长轴平行；远中颊尖和远中尖的远颊沟⑪位于远中颊轴角，短而浅，末端无点隙。颊颈嵴⑬与颈缘平行（图 2 - 288）。

（2）舌面　较颊面小而光滑圆突，近中舌尖①稍大于远中舌尖②，两舌尖之间中 1/2 处有舌沟③汇聚于中央点隙，舌轴嵴④不明显（图 2 - 289）。

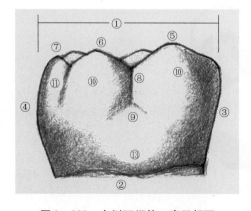

图 2 - 288　右侧下颌第一磨牙颊面

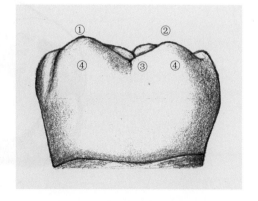

图 2 - 289　右侧下颌第一磨牙舌面

（3）邻面　牙冠明显斜向舌侧，颊尖①低于舌尖②，近中面颊缘与颈缘构成的颊颈角③和由舌缘与𬌗缘成的舌𬌗角④均较锐（图 2 - 290）。

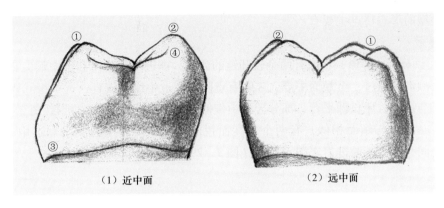

(1)近中面   (2)远中面

图2-290 右侧下颌第一磨牙近远中面

（4）殆面 呈长方形，近远中径大于颊舌径，结构形态复杂。

牙尖：颊侧3个牙尖，舌侧2个牙尖。颊尖短而圆钝，舌尖较高且尖锐。近中颊尖①最大，其次是近中舌尖②、远中舌尖③、远中颊尖④、远中尖⑤。远中颊尖、近中舌尖和远中舌尖构成中央窝⑥，与上颌第一磨牙的近中舌尖形成尖窝接触。其中远中颊尖为主要功能尖，咬殆于上颌第一磨牙的中央窝。

三角嵴：共5条三角嵴，其中远中颊尖三角嵴⑦最长，远中尖三角嵴⑧最短。

窝、沟及点隙：中央窝⑥位于殆面中央，在近、远中殆边缘嵴⑨、⑩的内侧，分别有一个较小呈三角形的近中窝⑪和远中窝⑫。有5条发育沟：颊沟⑬、舌沟⑭及近、远中沟⑮、⑯和远颊沟⑰（图2-291）。

2. 牙根 为双根，扁而厚，有时远中根又分为颊、舌两根，此型约占22%，远中舌根细小而弯曲，变异很大（图2-292）。

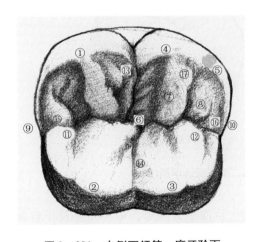

图2-291 右侧下颌第一磨牙殆面

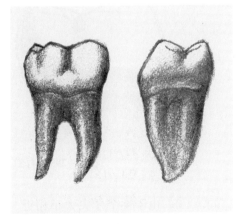

图2-292 右侧下颌第一磨牙牙根

（四）下颌第二磨牙

下颌第二磨牙与下颌第一磨牙相似，有的没有远中尖。依形态不同有两种类型：五尖型：与下颌第一磨牙相似，但稍小；四尖型：无远中尖。

四尖型的形态特点主要有：

1. 牙冠

（1） 颊面　呈梯形，𬌗缘有两个较圆钝的牙尖，即近中颊尖①和远中颊尖②，两颊尖之间有颊沟③通过，至颊面中部，末端有点隙④。近中缘⑤较直，远中缘⑥较突。两颊轴嵴⑦与颊沟、牙长轴平行，部分牙近中颊侧颈 1/3 处的颊颈嵴⑧圆突（图 2 – 293）。

（2） 舌面　与颊面相似，有两个较高而锐的牙尖，即近中舌尖①和远中舌尖②，两舌尖之间有舌沟③通过，末端无点隙 （图 2 – 294）。

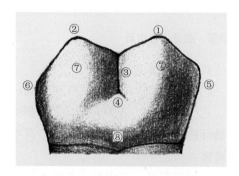 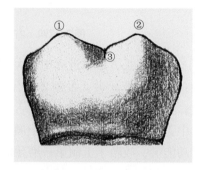

图 2 – 293　右侧下颌第二磨牙颊面　　　　**图 2 – 294　右侧下颌第二磨牙舌面**

（3） 邻面　与下颌第一磨牙相似。颈缘线①的曲度也较平缓，接触区②位置较低，尤其是远中面在𬌗颈径和颊舌径的中心 （图 2 – 295）。

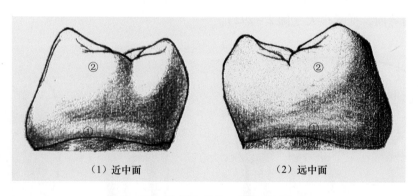

（1） 近中面　　　　　　　　　　　（2） 远中面

图 2 – 295　右侧下颌第二磨牙近远中面

（4） 𬌗面　由于 4 个牙尖大小相近，使整个𬌗面呈方圆形，中央窝①位于𬌗面中央，颊沟②、舌沟③、近中沟④、远中沟⑤汇聚于中央点隙，它们横贯𬌗面呈“十”字形分布，使整个𬌗面似“田”字形。近中颊尖⑥，近中舌尖⑦往往大于远中颊尖⑧、远中舌尖⑨ （图 2 – 296）。

2. 牙根　为双根，近远中根相距较近，皆偏远中，有时融合为一锥形根 （图 2 – 297）。

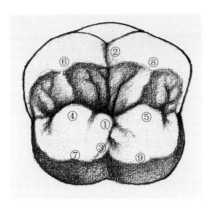

图 2 - 296　右侧下颌第二磨牙牙合面

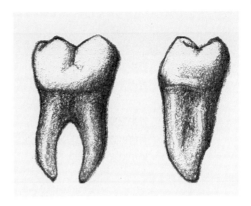

图 2 - 297　右侧下颌第二磨牙牙根

小　结

表 2 - 13　上颌第一、第二磨牙的区别

	上颌第一磨牙	上颌第二磨牙
颊面	近远中径较宽	近远中径较窄
	近中颊尖与远中颊尖高度相近	近中颊尖比远中颊尖高
舌面	常有卡氏尖	极少有卡氏尖
	远中舌尖发育良好	远中舌尖较小
牙合面	斜方形	斜方形不明显或呈圆三角形
	近远中径较大	近远中径小
	斜嵴明显	斜嵴不明显或没有

表 2 - 14　下颌第一、第二磨牙的区别

	下颌第一磨牙	下颌第二磨牙
颊面	近远中径较宽	近远中径较窄
	可见半个远中尖	无远中尖
	有颊沟和远颊沟	只有一条颊沟
牙合面	长方形	方圆形
	有 5 个牙尖	有 4 个牙尖
	颊侧明显向舌侧聚拢	无舌向聚拢
	发育沟呈"Y"形	发育沟呈"十"字形

表 2 - 15　上颌磨牙左右的区别

	上颌第一磨牙	上颌第二磨牙
颊面	近中颊尖比远中颊尖宽	同左
	近中颊尖颊轴嵴明显	同左
	远中颊尖更长更尖	远中颊尖较小

续表

上颌第一磨牙		上颌第二磨牙
舌面	近中舌尖较大 近中舌尖有卡氏尖	近中舌尖较大 近中舌尖有卡氏尖
殆面	近中宽度大于远中 斜嵴由近中舌尖与远中颊尖连接形成 近中窝大于远中窝	近中宽度大于远中 斜嵴由近中舌尖与远中颊尖连接形成 近中窝大于远中窝

表 2 - 16　下颌磨牙左右的区别

下颌第一磨牙		下颌第二磨牙
颊面	近中颊尖最大，远中颊尖最小	近中颊尖稍大于远中颊尖
舌面	近中舌尖稍宽、高	近中舌尖稍宽、高
邻面	近中面比远中面大	近中面略大于远中面
殆面	近中宽度大于远中 近中边缘嵴较直、长	近中宽度大于远中 近中边缘嵴较直、长

表 2 - 17　上颌磨牙与下颌磨牙的区别

上颌磨牙		下颌磨牙
舌面	近中舌尖明显大于远中舌尖 有卡式尖	近、远中舌尖大小几乎相等 无卡式尖
殆面	颊舌径大于近远中径 斜方形 牙冠直立 有斜嵴	颊舌径小于近远中径 长方形 牙冠舌倾 无斜嵴

练习一　磨牙组牙体绘图

【目的要求】

通过对磨牙组牙体形态的绘图练习，进一步掌握牙齿的轮廓特征。

【实验内容】

1. 2 倍比例绘图。

2. 牙冠各面绘图。

【实验学时】

12 学时。

【实验用品】

直尺、HB 铅笔、橡皮、美术本。

【方法步骤】

同前磨牙组牙体绘图

1. 牙体绘图

（1）右上颌第一磨牙的画法见图 2 - 298。

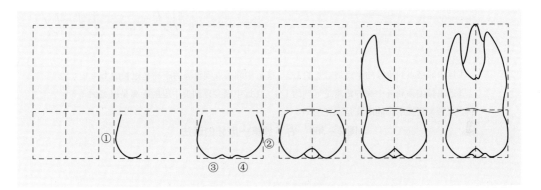

①远中邻接点到殆缘的距离是冠长的 2/5　②近中邻接点到殆缘的距离是冠长的 1/3

③远中颊尖顶到远中缘的距离是冠宽的 1/4　④近中颊尖顶到近中缘的距离是冠宽的 1/4

图 2 - 298　右上颌第一磨牙的画法

（2）右上颌第二磨牙的画法见图 2 - 299。

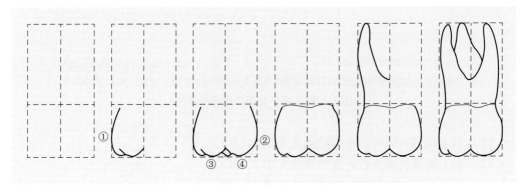

①远中邻接点到殆缘的距离是冠长的 1/2　②近中邻接点到殆缘的距离是冠长的 2/5

③远中颊尖顶到远中缘的距离是冠宽的 1/4，略偏近中　④近中颊尖顶到近中缘的距离是冠宽的 1/4

图 2 - 299　右上颌第二磨牙的画法

（3）右下颌第一磨牙的画法见图 2 - 300。

（4）右下颌第二磨牙的画法见图 2 - 301。

2. 牙冠各面绘图　同前磨牙组牙冠各面绘图。

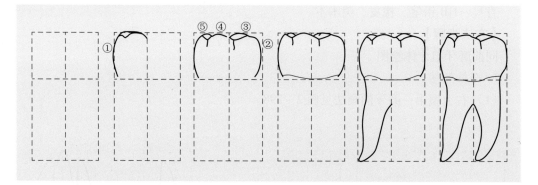

①远中邻接点到殆缘的距离是冠长的 1/3　②近中邻接点到殆缘的距离是冠长的 1/4
③近中颊尖顶到近中缘的距离是冠宽的 1/4　④远中颊尖顶到近中缘的距离是冠宽的 2/3
⑤远颊尖到远中缘的距离是冠宽的 1/8

图 2 – 300　右下颌第一磨牙的画法

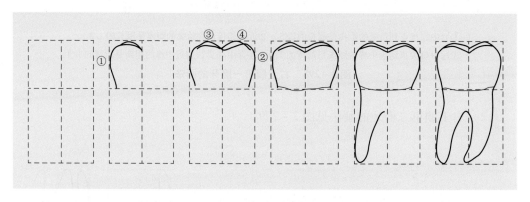

①远中邻接点到殆缘的距离是冠长的 1/2，略靠近殆缘　②近中邻接点到殆缘的距离是冠长的 1/3
③远中颊尖到远中缘的距离是冠宽的 1/4　④近中颊尖到近中缘的距离是冠宽的 1/3，略偏近中

图 2 – 301　右下颌第二磨牙的画法

（1）右上颌第一磨牙各牙面的画法见图 2 – 302。
（2）右上颌第二磨牙各牙面的画法见图 2 – 303。
（3）右下颌第一磨牙各牙面的画法见图 2 – 304。
（4）右下颌第二磨牙各牙面的画法见图 2 – 305。

【注意事项】
1. 各面定点位置要准确。
2. 线条圆滑。

【实验报告与评定】
根据绘图过程是否规范及绘图质量给予评定。

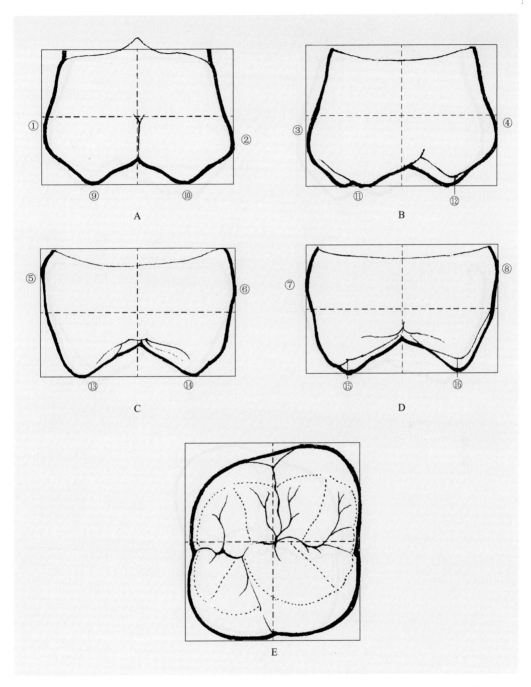

①、②、③、④位置同牙体绘图　⑤、⑧颊面外形高点到颈缘的距离是冠长的1/5　⑥、⑦舌面外形高点到颈缘的距离是冠长的2/5　⑨、⑩近远中颊尖到近远中缘的距离是冠宽的1/4　⑪近中舌尖到近中缘的距离是冠宽的1/3　⑫远中舌尖到远中缘的距离是冠宽的1/5　⑬近中颊尖到颊面边框的距离是冠厚的1/7　⑭近中舌尖到舌面边框的距离是冠厚的1/4　⑮远中舌尖到舌面边框的距离是冠厚的1/6　⑯远中颊尖到颊面边框的距离是冠厚的1/5

A. 颊面　B. 舌面　C. 近中面　D. 远中面　E. 𬌗面

图 2－302　右上颌第一磨牙各牙面的画法

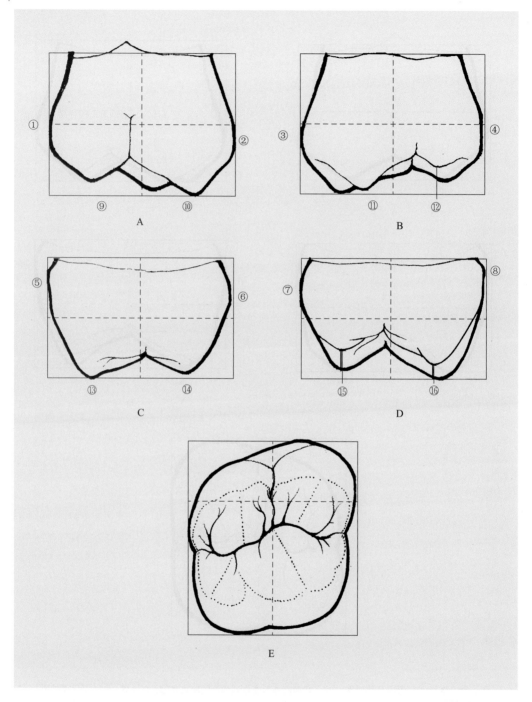

①、②、③、④位置同牙体绘图　⑤、⑧颊面外形高点到颈缘的距离是冠长的 1/7　⑥、⑦舌面外形高点到
颈缘的距离是冠长的 1/4　⑨、⑩近远中颊尖到近远中缘的距离是冠宽的 1/4　⑪近中舌尖到近中缘的距离
是冠宽的 1/3　⑫远中舌尖到远中缘的距离是冠宽的 1/4　⑬近中颊尖到颊面边框的距离是冠厚的 1/5
⑭近中舌尖到舌面边框的距离是冠厚的 1/5　⑮、⑯近中颊舌尖到颊舌面边框的距离是冠厚的 1/4

A. 颊面　B. 舌面　C. 近中面　D. 远中面　E. 殆面

图 2－303　右上颌第二磨牙各牙面的画法

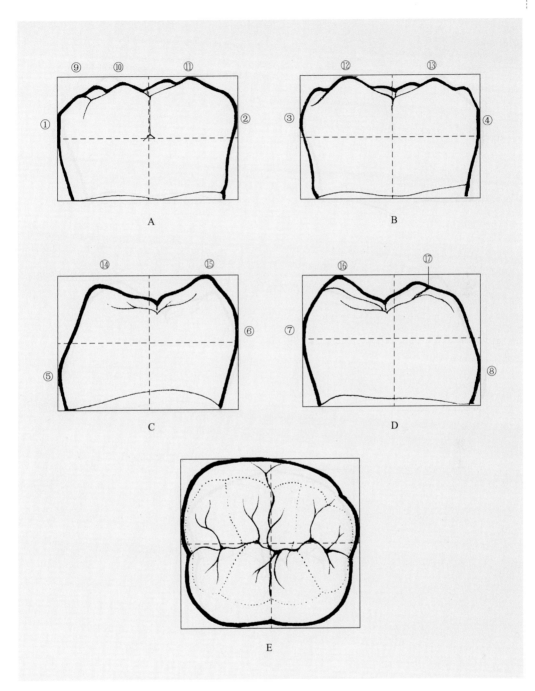

①、②、③、④位置同牙体绘图　⑤、⑧颊面外形高点到颈缘的距离是冠长的1/4　⑥、⑦舌面外形高点到颈缘的距离是冠长的2/3　⑨远颊尖到远中缘的距离是冠宽的1/8　⑩远中颊尖到近中缘的距离是冠宽的2/3　⑪近中颊尖到近中缘的距离是冠宽的1/4　⑫近中舌尖到近中缘的距离是冠宽的1/5　⑬远中舌尖到远中缘的距离是冠宽的1/4，略偏近中　⑭近中颊尖到颊面边框的距离是冠厚的1/4　⑮近中舌尖到舌面边框的距离是冠厚的1/6　⑯远中舌尖到舌面边框的距离是冠厚的1/8　⑰远中颊尖到颊面边框的距离是冠厚的1/4，略偏舌侧

A. 颊面　B. 舌面　C. 近中面　D. 远中面　E. 殆面

图 2 - 304　右下颌第一磨牙各牙面的画法

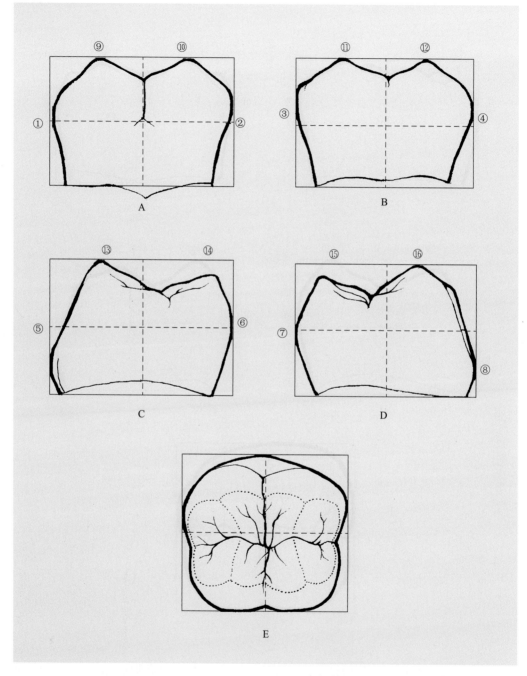

①、②、③、④位置同牙体绘图　⑤、⑧颊面外形高点到颈缘的距离是冠长的1/4　⑥、⑦舌面外形高点到颈缘的距离是冠长的1/2　⑨远中颊尖到远中缘的距离是冠宽的1/4　⑩近中颊尖到近中缘的距离是冠宽的1/3，略偏近中　⑪近中舌尖到近中缘的距离是冠宽的1/4　⑫远中舌尖到远中缘距离是冠宽的1/4　⑬近中颊尖到颊面边框的距离是冠厚的1/4　⑭近中舌尖到舌面边框的距离是冠厚的1/6　⑮远中舌尖到舌面边框的距离是冠厚的1/5　⑯远中颊尖到颊面边框的距离是冠厚的1/4，略偏舌侧

A. 颊面　B. 舌面　C. 近中面　D. 远中面　E. 𬌗面

图 2 - 305　右下颌第二磨牙各牙面的画法

练习二　上颌第一磨牙滴蜡成形

上颌第一磨牙由4个牙尖构成，其中近中颊尖、远中颊尖和近中舌尖为主要的牙尖，构成中央窝，下颌第一磨牙远中颊尖咬殆于此。远中舌尖为辅助的牙尖，补足殆面，提高咀嚼效率。每个牙尖分别由牙尖锥体和牙尖嵴、辅助嵴等细微结构组成（图2－306）。

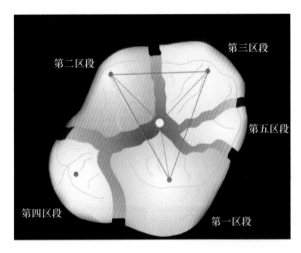

图2－306　上颌第一磨牙分解图

【目的要求】

1. 通过滴蜡练习，掌握上颌第一磨牙解剖形态特点。
2. 掌握斜嵴的走行方向及形态。
3. 认识上颌第一磨牙形态结构的功能。
4. 加强滴蜡过程中对蜡温和蜡量的控制。

【实验内容】

在圆盘上完成上颌第一磨牙的滴蜡成形。

【实验学时】

24学时。

【准备工作】

1. 器材准备同上颌中切牙。
2. 圆盘准备见图2－307。

【方法步骤】

1. 分牙尖制作殆面形态

（1）制作近中颊尖　颊尖覆盖于下颌牙外侧，支撑颊黏膜，保护软组织。

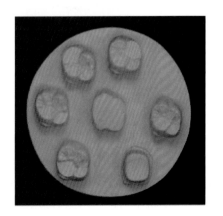

图2－307　上颌第一磨牙圆盘

① 涂分离剂　见图 2 – 308。

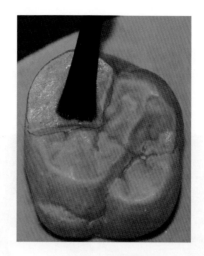

图 2 – 308　涂分离剂

② 滴颈缘蜡　见图 2 – 309。

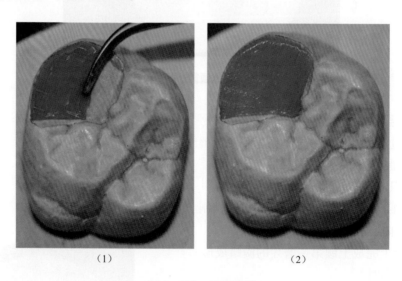

（1）　　　　　　　　　　　　（2）

图 2 – 309　滴颈缘蜡

③ 确定牙尖顶位置　依据参照牙在平台上用标记笔画出近中颊尖三角嵴的走行方向，三角嵴从中央窝出发，向颊侧近中方向延伸，与颊沟约成 45°角，牙尖顶在此标记线上距平台颊侧边缘 1mm 的位置。用电蜡刀蘸取少量嵌体蜡，在此位置滴一粒球形蜡，确定近中颊尖顶的位置，并加高成蜡柱。用直尺测量牙尖顶到颈缘的距离，与参照牙的高度一致（图 2 – 310 ~ 图 2 – 314）。

④ 制作蜡锥　用电蜡刀蘸取嵌体蜡，由牙尖顶沿标志线滴一蜡条，直到中央窝底，向两侧滴蜡，并延伸至颊面和近中面，形成锥体，锥体呈山顶状，底部以平台边缘为界（图 2 – 315）。

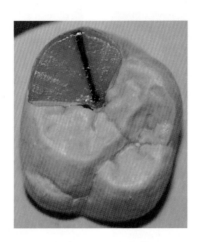

图 2 - 310 画出三角嵴走行方向

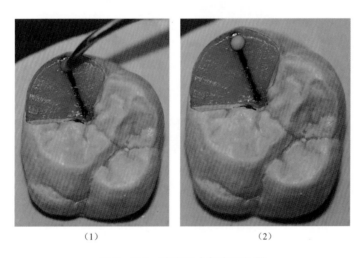

（1）　　　　　　　　　　　（2）

图 2 - 311 确定近中颊尖顶位置

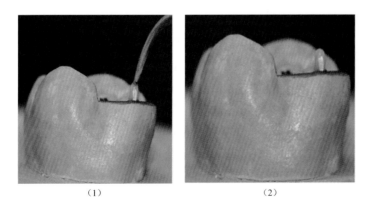

（1）　　　　　　　　　　　（2）

图 2 - 312 加高成蜡柱

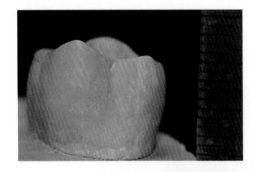

图 2－313　测量参照牙近中颊尖高度

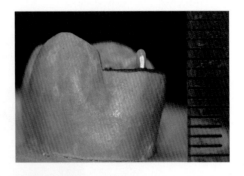

图 2－314　确定制作牙近中颊尖高度

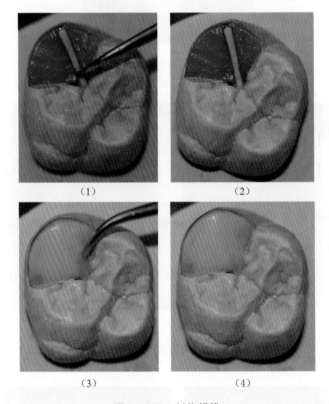

（1）　　　　　　　　　　（2）

（3）　　　　　　　　　　（4）

图 2－315　制作蜡锥

⑤ 制作三角嵴　用电蜡刀蘸取嵌体蜡，由锥尖顶开始，向舌侧、远中延伸到中央窝底形成三角嵴，根据参照牙制作三角嵴的形态（图 2－316）。

⑥ 制作近中牙尖嵴和近中辅助嵴　用电蜡刀蘸取嵌体蜡，由锥尖顶开始，向近中滴蜡，逐渐偏向舌侧，止于平台近中边缘，形成近中牙尖嵴，在颊侧恢复近中颊斜面的形态。在近中牙尖嵴末端，转向舌侧滴蜡，形成近中辅助嵴，与近中舌尖的近中辅助嵴相连，形成近中边缘嵴（图 2－317）。

⑦ 制作远中牙尖嵴和远中辅助嵴　用电蜡刀蘸取嵌体蜡，由锥尖顶向远中方向滴蜡，并轻微偏向舌侧，形成远中牙尖嵴，与远中颊尖的近中牙尖嵴之间形成颊沟，然后转向舌侧形成远中辅助嵴，与远中颊尖的近中辅助嵴之间形成颊沟（图 2－318）。

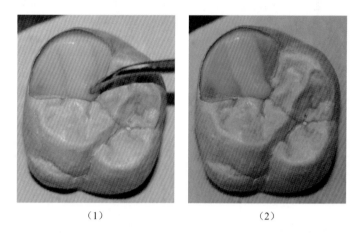

（1）　　　　　　　　　　　　　（2）

图 2 – 316　形成三角嵴

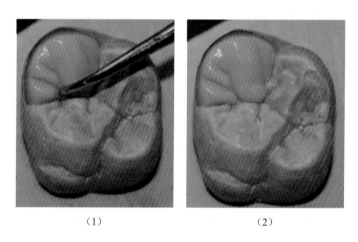

（1）　　　　　　　　　　　　　（2）

图 2 – 317　形成近中牙尖嵴、辅助嵴

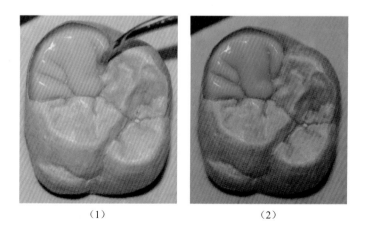

（1）　　　　　　　　　　　　　（2）

图 2 – 318　形成远中牙尖嵴、辅助嵴

⑧ 精修蜡型　用雕刻刀细修近中颊尖解剖形态，用丝巾轻轻擦拭表面，完成最终形态（图2-319）。

（2）制作远中颊尖

① 涂分离剂　见图2-320。

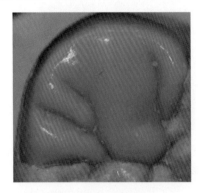
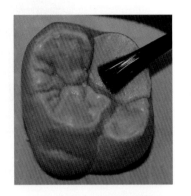

图2-319　精修完成　　　图2-320　涂布分离剂

② 滴颈缘蜡　见图2-321。

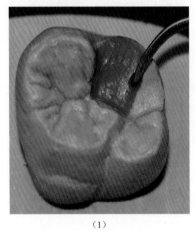
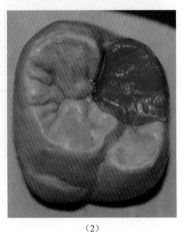

（1）　　　　　　　　（2）

图2-321　滴颈缘蜡

③ 确定牙尖顶位置　依据参照牙在平台上画出远中颊尖三角嵴的走行方向，上颌第一磨牙远中颊尖三角嵴与近中舌尖远中部分连接成斜嵴。三角嵴从近中舌尖远中部分的斜嵴出发，向颊侧延伸，几乎与颊沟平行，牙尖顶在此标记线上距平台颊面龂缘约1mm的位置。用电蜡刀蘸取少量嵌体蜡，在此位置滴一粒球形蜡，确定远中颊尖顶的位置。并加高成蜡柱，用直尺测量牙尖顶到颈缘的距离，与参照牙的高度一致（图2-322~图2-326）。

④ 制作蜡锥　用电蜡刀蘸取嵌体蜡，由牙尖顶沿标记线的方向滴一蜡条，直到中央沟。向两侧滴蜡，并延伸至颊面和远中面，形成锥体，呈山顶状，底部以平台边缘为界。滴蜡恢复平台以上颊轴嵴，其向舌侧倾斜程度较大，嵴不如近中颊轴嵴突出，形态与参照牙一致（图2-327）。

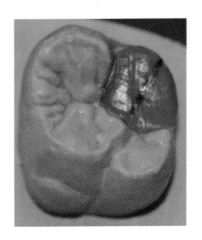

图 2 – 322 画出三角嵴走行方向

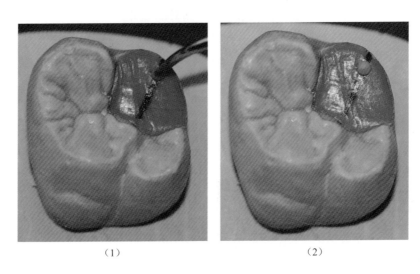

（1）　　　　　　　　　　　　　（2）

图 2 – 323 确定牙尖顶位置

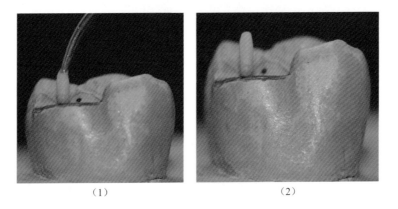

（1）　　　　　　　　　　　　　（2）

图 2 – 324 加高成蜡柱

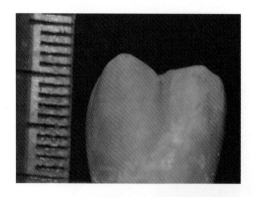

图 2-325　测量参照牙远中颊尖高度

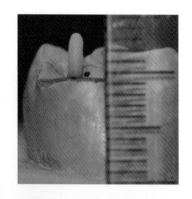

图 2-326　确定制作牙远中颊尖高度

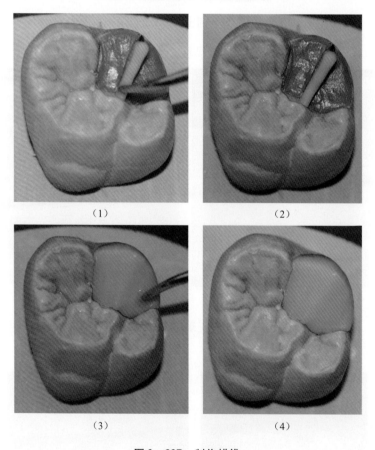

（1）

（2）

（3）

（4）

图 2-327　制作蜡锥

⑤ 制作三角嵴　用电蜡刀蘸取嵌体蜡，由锥尖顶直线延伸到中央沟形成三角嵴，与近中舌尖的远中三角嵴相连，形成斜嵴，之间没有沟通过。斜嵴将𬌗面分为较大的近中窝（即中央窝）和较小的远中窝。下颌第一磨牙远中颊尖咬𬌗于中央窝，位于斜嵴前方。在替牙𬌗时期，斜嵴可以阻止下颌过度后退，建立正常的咬𬌗关系。三角嵴近中靠近中央窝处有一结节，此结节突起与对颌形成咬𬌗接触点。注意：在其后方及颊侧预留出一定的空间，减少干扰（图 2-328）。

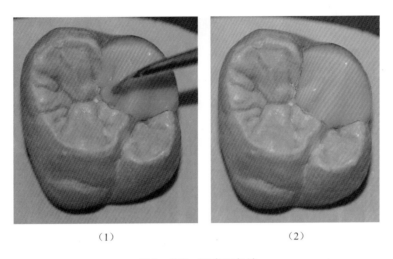

（1）　　　　　　　　　　（2）

图 2 - 328　形成三角嵴

⑥ 制作近中牙尖嵴和近中辅助嵴　用电蜡刀蘸取嵌体蜡，由锥尖顶向近中方向滴蜡，形成近中牙尖嵴，然后转向舌侧形成近中辅助嵴，与近中颊尖的远中辅助嵴之间形成颊沟（图 2 - 329）。

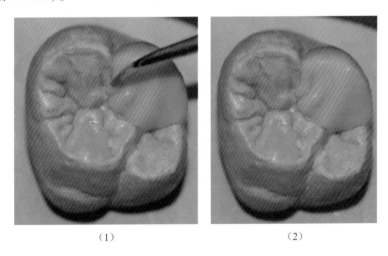

（1）　　　　　　　　　　（2）

图 2 - 329　形成近中牙尖嵴、辅助嵴

⑦ 制作远中牙尖嵴和远中辅助嵴　用电蜡刀蘸取嵌体蜡，由锥尖顶向远中方向滴蜡，向舌侧倾斜较多，形成远中牙尖嵴，然后转向舌侧形成远中辅助嵴，与远中舌尖的远中辅助嵴相连，形成远中边缘嵴（图 2 - 330）。远中牙尖嵴与辅助嵴分界不清，形成斜向远中舌侧的弧形。

⑧ 精修蜡型　用雕刻刀细修远中颊尖解剖形态，用丝巾轻轻擦拭表面，完成最终形态（图 2 - 331）。

（3）制作近中舌尖　近中舌尖为上颌第一磨牙主要工作尖，咬𬌗于下颌第一磨牙中央窝，承担主要的咀嚼任务。与对颌中央窝以三点接触，形成稳定的咬𬌗关系，支撑正常的垂直距离，并有利于下颌的稳定。由于承受较大𬌗力，故牙尖向颊侧回收较多，

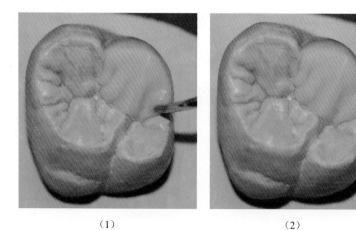

（1） （2）

图 2 - 330　形成远中牙尖嵴、辅助嵴

几乎位于牙体中心，使𬌗力沿牙体长轴方向传导。

① 涂分离剂　见图 2 - 332。

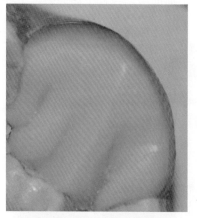

图 2 - 331　精修完成

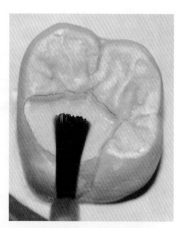

图 2 - 332　涂分离剂

② 滴颈缘蜡　见图 2 - 333。

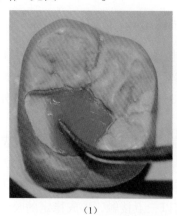

（1）

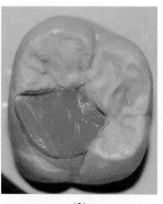

（2）

图 2 - 333　滴颈缘蜡

③ 确定牙尖顶位置 依据参照牙在平台上画出近中舌尖三角嵴的走行方向，上颌第一磨牙近中舌尖三角嵴从中央窝出发，向舌侧稍偏近中。由于上颌第一磨牙近中舌尖向颊侧回收较明显，牙尖顶在此直线上距平台舌面龉缘约 3mm 的位置。用电蜡刀蘸取少量嵌体蜡，在此位置滴一粒球形蜡，确定近中舌尖顶的位置，并加高成蜡柱，用直尺测量牙尖顶到颈缘的距离，与参照牙的高度一致（图 234—338）。

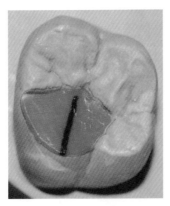

图 2 – 334　画出三角嵴走行方向

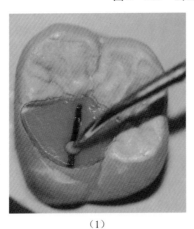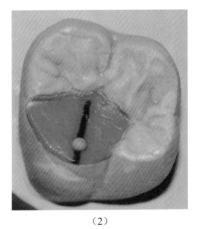

（1）　　　　　　　　　　　　　（2）

图 2 – 335　确定近中舌尖顶位置

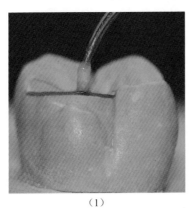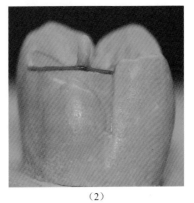

（1）　　　　　　　　　　　　　（2）

图 2 – 336　形成蜡柱

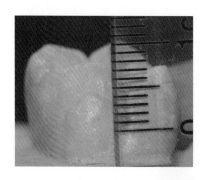 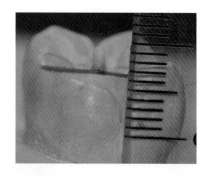

图 2 – 337　测量参照牙近中舌尖的高度　　　　图 2 – 338　确定制作牙近中舌尖的高度

④ 制作蜡锥　用电蜡刀蘸取嵌体蜡，由牙尖顶沿标志线滴一蜡条，直到中央窝底，向两侧滴蜡，并延伸至舌面和近中面，形成锥体，呈山顶状，底部以平台边缘为界。滴蜡恢复平台以上舌轴嵴，向颊侧倾斜较多，形态与参照牙一致（图 2 – 339）。

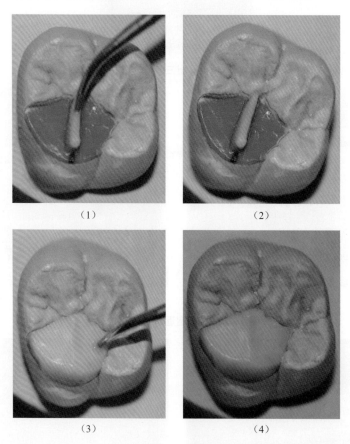

（1）　　　　　　　　　　　　　　（2）

（3）　　　　　　　　　　　　　　（4）

图 2 – 339　形成蜡锥

⑤ 制作三角嵴　近中舌尖通常有两条三角嵴，一条自牙尖顶伸向颊侧至中央窝底与近中颊尖三角嵴相对。在其远中还有一条三角嵴与远中颊尖三角嵴在𬌗面斜行相连形成斜嵴。用电蜡刀蘸取嵌体蜡，由锥尖顶开始，向颊侧稍偏远中方向滴蜡，直到中央窝底，形成第一条三角嵴，根据参照牙制作三角嵴的形态（图 2 – 340）。

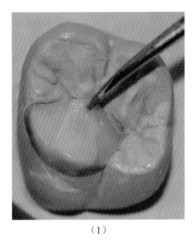
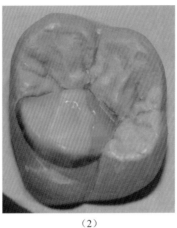

（1）　　　　　　　　　　　　　（2）

图 2 – 340　形成第一条三角嵴

⑥ 制作近中牙尖嵴和近中辅助嵴　用电蜡刀蘸取嵌体蜡，由锥尖顶向近中滴蜡，形成近中牙尖嵴，然后转向颊侧形成近中辅助嵴，与近中颊尖的近中辅助嵴相连，形成近中边缘嵴（图 2 – 341）。

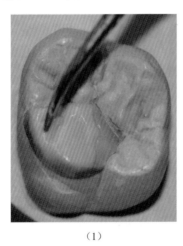
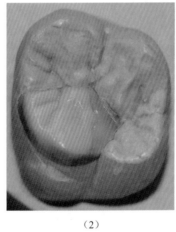

（1）　　　　　　　　　　　　　（2）

图 2 – 341　形成近中牙尖嵴、辅助嵴

⑦ 制作远中牙尖嵴和第二条三角嵴　用电蜡刀蘸取嵌体蜡，由锥尖顶向远中滴蜡，形成远中牙尖嵴，然后转向颊侧形成第二条三角嵴，与远中颊尖三角嵴相连，形成斜嵴，与远中舌尖的近中辅助嵴之间形成远中舌沟（图 2 – 342）。斜嵴近中部分较平缓，远中部分较陡。

⑧ 精修蜡型　用雕刻刀细修近中舌尖解剖形态，用丝巾轻轻擦拭表面，完成最终形态（图 2 – 343）。

（4）制作远中舌尖

① 涂分离剂　见图 2 – 344。

② 滴颈缘蜡　见图 2 – 345。

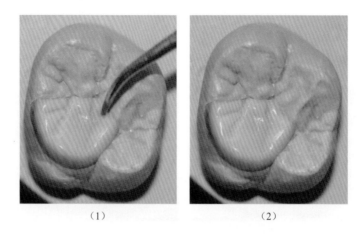

（1）　　　　　　　　　　（2）

图 2 - 342　形成远中牙尖嵴、斜嵴

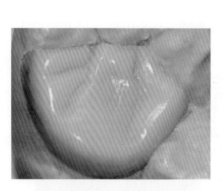

图 2 - 343　精修完成

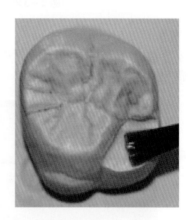

图 2 - 344　涂分离剂

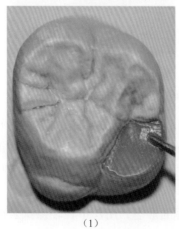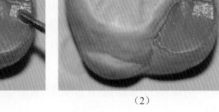

（1）　　　　　　　　　　（2）

图 2 - 345　滴颈缘蜡

③ 确定牙尖顶位置　依据参照牙在平台上画出远中舌尖三角嵴的走行方向，上颌第一磨牙远中舌尖三角嵴从远中窝出发，向舌侧稍偏远中。牙尖顶在此直线上距平台舌

面殆缘约 2mm 的位置。用电蜡刀蘸取少量嵌体蜡，在此位置滴一粒球形蜡，确定远中舌尖顶的位置，并加高成蜡柱，用直尺测量牙尖顶到颈缘的距离，与参照牙的高度一致（图 2 –346 ~ 图 2 –350）。

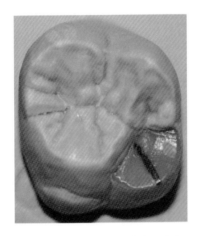

图 2 –346　画出三角嵴走行方向

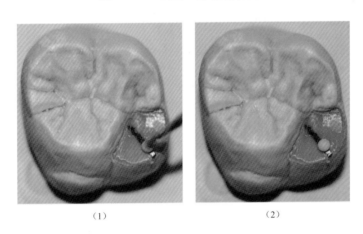

（1）　　　　　　　　　　　　　　　（2）

图 2 –347　确定远中舌尖顶位置

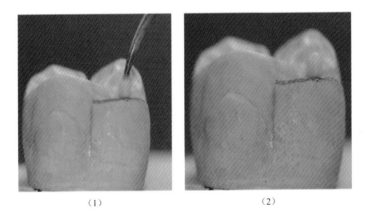

（1）　　　　　　　　　　　　　　　（2）

图 2 –348　形成蜡柱

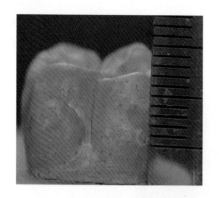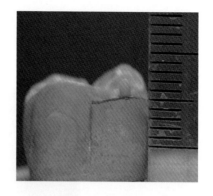

图 2 - 349　测量远中舌尖高度　　　　图 2 - 350　确定远中舌尖高度

④ 制作蜡锥　用电蜡刀蘸取嵌体蜡，由牙尖顶沿标志线滴一蜡条，直到远中窝底，向两侧滴蜡，并延伸至舌面和远中面，形成锥体成山顶状，底部以平台边缘为界（图 2 - 351）。滴蜡恢复平台以上舌轴嵴，直到牙尖顶，形态与参照牙一致。

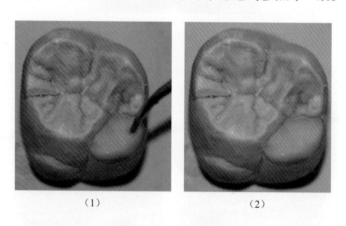

（1）　　　　　　　　　　　　（2）

图 2 - 351　制作蜡锥

⑤ 制作三角嵴　用电蜡刀蘸取嵌体蜡，由锥尖顶开始，向颊侧稍偏近中方向滴蜡，直到远中窝底，形成三角嵴，根据参照牙制作三角嵴的形态（图 2 - 352）。

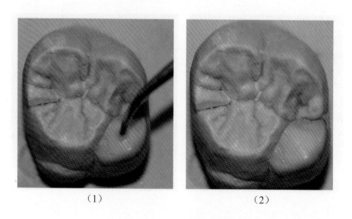

（1）　　　　　　　　　　　　（2）

图 2 - 352　形成三角嵴

⑥ 制作近中牙尖嵴和近中辅助嵴 用电蜡刀蘸取嵌体蜡，由锥尖顶向近中方向滴蜡，形成近中牙尖嵴，然后转向颊侧形成近中辅助嵴，与斜嵴之间形成远中舌沟（图 2 - 353）。

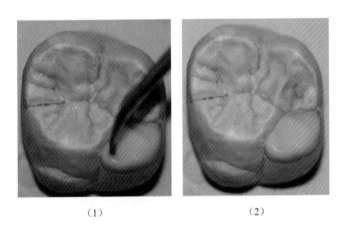

（1）   （2）

图 2 - 353 形成近中牙尖嵴、辅助嵴

⑦ 制作远中牙尖嵴和远中辅助嵴 用电蜡刀蘸取嵌体蜡，由锥尖顶向远中方向滴蜡，形成远中牙尖嵴，然后转向颊侧形成远中辅助嵴，与远中颊尖的远中辅助嵴相连形成远中边缘嵴（图 2 - 354）。远中舌尖的远中牙尖嵴与辅助嵴无明显分界，呈弧形连接。

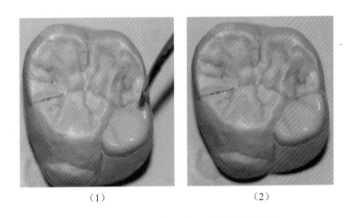

（1）   （2）

图 2 - 354 形成远中牙尖嵴、辅助嵴

⑧ 精修蜡型 用雕刻刀细修远中舌尖解剖形态，用丝巾轻轻擦拭表面，完成最终形态（图 2 - 355）。

2. 制作牙冠解剖形态

（1）涂分离剂 见图 2 - 356。

（2）滴内衬蜡 见图 2 - 357。

（3）制作𬌗面平台 同上颌第一前磨牙制作𬌗面平台（图 2 - 358）。

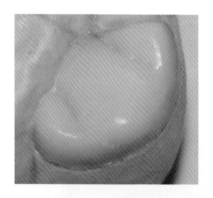

图 2 – 355 精修完成

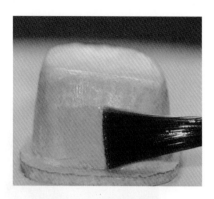

图 2 – 356 涂分离剂

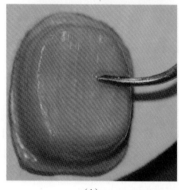

（1）

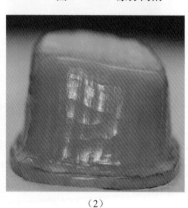

（2）

图 2 – 357 滴内衬蜡

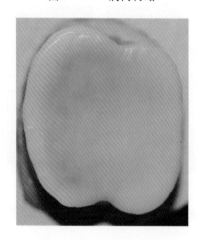

图 2 – 358 平台𬌗面完成

（4）恢复平台以下轴面突度 上颌第一磨牙的颊面外形高点在颈 1/3，在颈部滴蜡形成颊颈嵴。颈嵴远中部分突度要小于近中部分，使得远中颊尖更偏向舌侧。在近、远中方向纵向滴蜡，形成平台以下部分的近、远中缘，靠近颈部蜡条稍趋向颊面中部，使颈部轻微缩窄。分别在颊面的近、远中部分纵向连接颊颈嵴与平台颊侧边缘，隆起成近、远中颊轴嵴。两轴嵴近平台𬌗缘处由颊沟分开。在颊轴嵴近、远中滴蜡，恢复颊面颈部近、远中斜面。同样方法滴蜡恢复舌面形态，但舌面轴嵴、颈嵴不明显，较圆钝。在近中舌尖的中 1/3，有一卡氏尖，与近中舌尖有沟分开。邻面平台以下部分框架内滴蜡，近、远中面均较平坦。用雕刻刀修整蜡型表面，完成平台（图 2 – 359 ~ 图 2 – 364）。

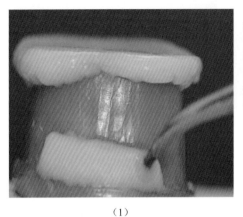
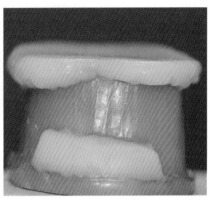

（1）　　　　　　　　　　　　　　　　　（2）

图 2 – 359　形成颊颈嵴

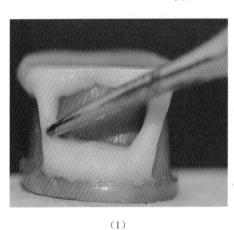
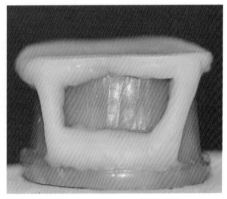

（1）　　　　　　　　　　　　　　　　　（2）

图 2 – 360　形成颊面近远中缘

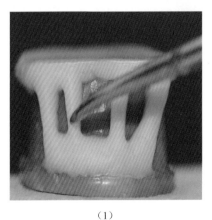
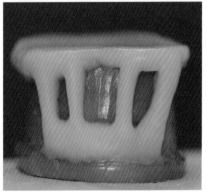

（1）　　　　　　　　　　　　　　　　　（2）

图 2 – 361　形成近远中颊尖的颊轴嵴

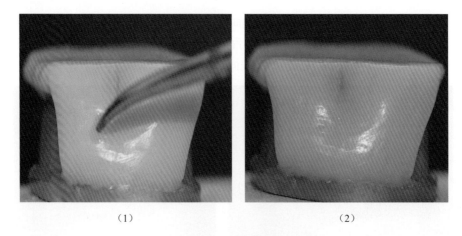

（1）　　　　　　　　　　　　　　（2）

图 2－362　平台颊面完成

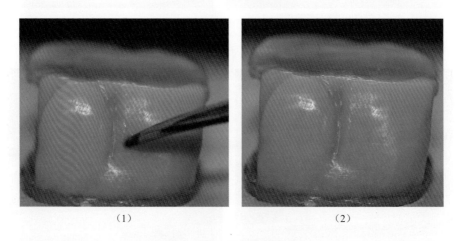

（1）　　　　　　　　　　　　　　（2）

图 2－363　平台舌面完成

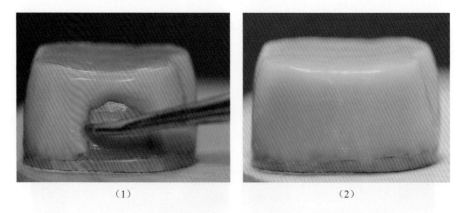

（1）　　　　　　　　　　　　　　（2）

图 2－364　平台邻面完成

　　（5）确定各牙尖区域　按照参照牙，在平台上画出窝沟，划分颊、舌尖的区域。中央窝在𬌗面中央稍偏近中，向颊侧稍偏远中画出颊沟；中央窝向近中为近中沟。远中窝在𬌗面远中稍偏舌侧，向远中画出远中颊、舌尖的分界；远中窝向舌侧偏近中画出远中舌沟；连接中央窝与远中窝为远中颊尖与近中舌尖的分界（图2-365、图2-366）。

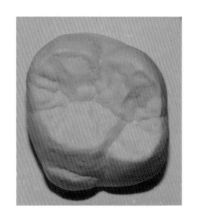

图2-365 参照牙𬌗面

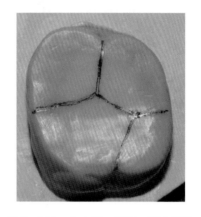

图2-366 中央沟、颊沟、远中舌沟

（6）确定牙尖顶位置，并制作蜡锥 制作方法同分牙尖制作，画出各牙尖三角嵴的走行方向，确定牙尖顶位置，并加高成蜡柱，完成各牙尖的蜡锥（图2-367~图2-372）。

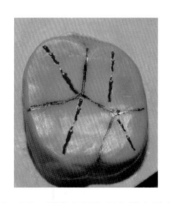

图2-367 画出各牙尖三角嵴走行方向

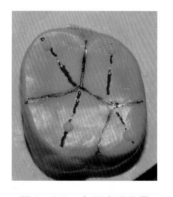

图2-368 各牙尖顶位置

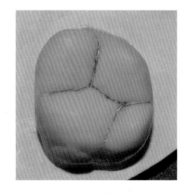

图2-369 蜡锥完成

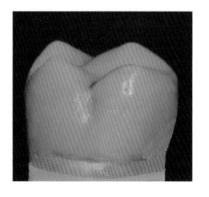

图2-370 颊面观

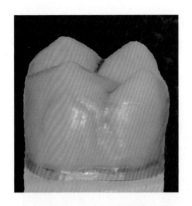

图 2 - 371 舌面观

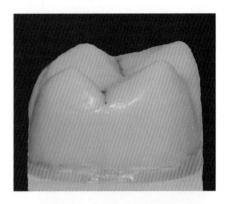

图 2 - 372 邻面观

（7）完成各牙尖 制作方法如分牙尖制作（图 2 - 373）。其中近中颊尖、远中颊尖、近中舌尖为主要牙尖，形成中央窝，下颌第一磨牙远中颊尖咬𬌗于此，形成稳定的咬𬌗关系。

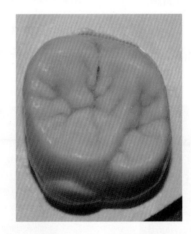

图 2 - 373 𬌗面完成

（8）修整颈缘 用手术刀刮除边缘线以下的蜡，并切掉距边缘线 1mm 的蜡，然后用颈缘蜡加边缘并修整。颈缘蜡黏性较大，可以增加边缘密合度。具体步骤如图 2 - 374、图 2 - 375。

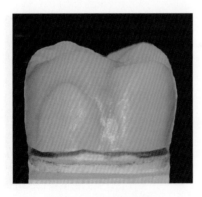

图 2 - 374 切除颈缘

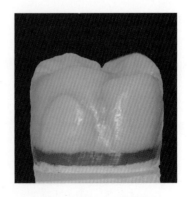

图 2 - 375 加颈缘蜡

（9）精修蜡型　用雕刻刀修整蜡型，用丝巾轻轻擦拭表面，完成最终形态（图2-376）。

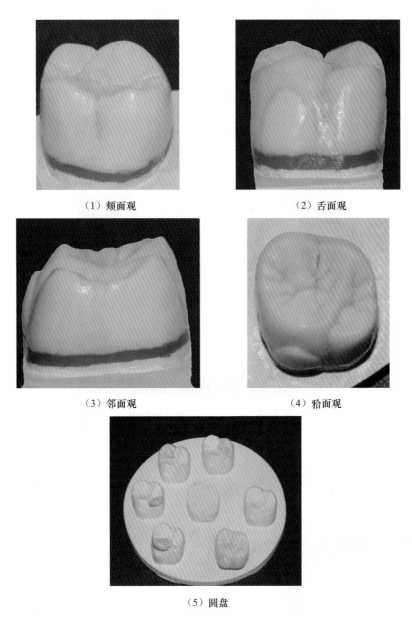

（1）颊面观　　　　　　　　　　　（2）舌面观

（3）邻面观　　　　　　　　　　　（4）𬌗面观

（5）圆盘

图2-376　圆盘完成各面观

【注意事项】

1. 严格按照参照牙恢复上颌第一磨牙的近远中径、颊舌径、𬌗颈径。
2. 正确恢复各轴面外形高点的位置。
3. 颊、舌尖的分布位置，窝沟的走行。
4. 斜嵴的走行方向及形态。

【实验报告与评定】

1. 叙述上颌第一磨牙冠部的形态特点。

2. 上颌第一磨牙冠部蜡型。

练习三　下颌第一磨牙滴蜡成形

下颌第一磨牙由 5 个牙尖构成,其中远中颊尖、近中舌尖和远中舌尖为主要牙尖,构成中央窝,上颌第一磨牙近中舌尖咬殆于此;近中颊尖和远中尖为辅助牙尖,补足殆面,提高咀嚼效率(图 2 - 377)。每个牙尖分别由三角嵴和牙尖嵴、辅助嵴等细微结构组成。

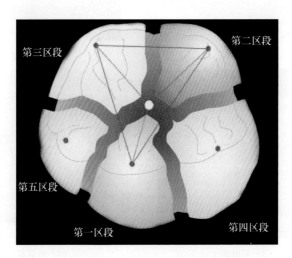

图 2 - 377　下颌第一磨牙分解图

【目的要求】

1. 通过滴蜡练习,掌握下颌第一磨牙形态特点。

2. 认识下颌第一磨牙形态结构的功能。

3. 加强滴蜡过程中对蜡温和蜡量的控制。

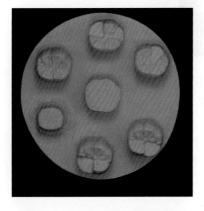

图 2 - 378　下颌第一磨牙圆盘

【实验内容】

在圆盘上完成下颌第一磨牙的滴蜡成形。

【实验学时】

24 学时。

【准备工作】

1. 器材准备　同上颌中切牙。

2. 圆盘准备　见图 2 - 378。

【方法步骤】

1. 分牙尖制作殆面形态

(1) 制作远中颊尖　下颌第一磨牙远中颊尖为最主要的牙尖,咬殆于上颌第一磨牙中央窝,以三点接触的方式，形成稳定的咬𬌗关系，维持垂直距离。下颌磨牙颊尖向舌侧回收较多，几乎位于牙体中心，有利于𬌗力沿牙体长轴方向传导。

① 涂分离剂　用软毛刷在颊侧平台上均匀涂一层分离剂，多余的可用吸水纸吸走（图 2 – 379）。

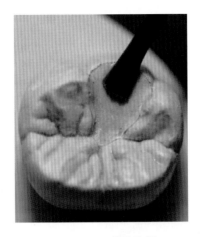

图 2 – 379　涂分离剂

② 滴颈缘蜡　在平台表面先均匀滴一层厚约 0.3mm 的颈缘蜡，可以有效地增加蜡型与平台之间的密合度（图 2 – 380）。

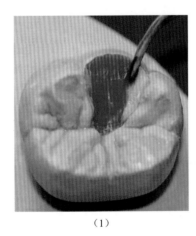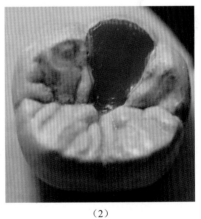

（1）　　　　　　　　　　　　　　　（2）

图 2 – 380　滴颈缘蜡

③ 确定牙尖顶位置　依据参照牙用标记笔在平台上画出远中颊尖三角嵴的走行方向，三角嵴从中央窝出发，向颊侧稍偏远中。远中颊尖向舌侧内收明显，牙尖顶在此直线上距平台颊面𬌗缘约 3mm 的位置。用电蜡刀蘸取少量嵌体蜡，在此位置滴一粒球形蜡，确定远中颊尖顶的位置，并加高成蜡柱，用直尺测量牙尖顶到颈缘的距离，与参照牙的高度一致（图 2 – 381 ~ 图 2 – 385）。

④ 制作蜡锥　用电蜡刀蘸取嵌体蜡，由牙尖顶沿标志线滴一蜡条，直到中央窝底，

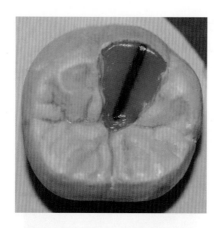

图 2 – 381　画出三角嵴走行方向

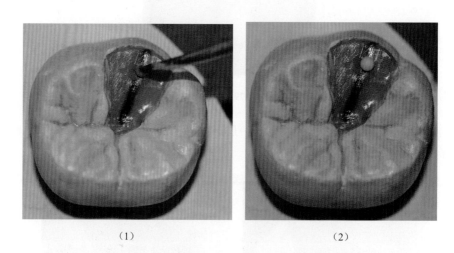

（1）　　　　　　　　　　　　　（2）

图 2 – 382　远中颊尖顶定点

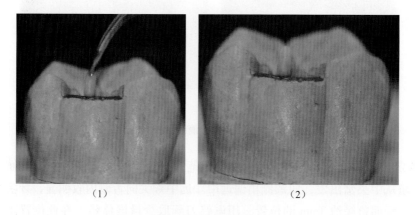

（1）　　　　　　　　　　　　　（2）

图 2 – 383　形成蜡柱

向两侧滴蜡，并延伸至颊面形成锥体，呈山顶状，底部以平台边缘为界（图 2 – 386）。
滴蜡恢复平台以上颊轴嵴，直到牙尖顶，几乎与颊沟平行，形态与参照牙一致。

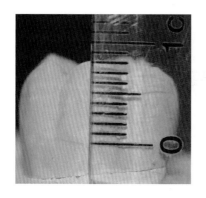
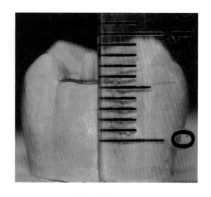

图 2 – 384　测量参照牙远中颊尖的高度　　图 2 – 385　确定制作牙远中颊尖的高度

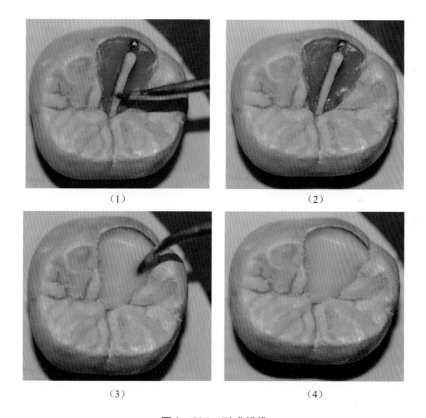

（1）　　　　　　　　　　　　　　　（2）

（3）　　　　　　　　　　　　　　　（4）

图 2 – 386　形成蜡锥

⑤ 制作三角嵴　用电蜡刀蘸取嵌体蜡，由锥尖顶开始，向舌侧、近中方向加蜡，直到中央窝底，形成三角嵴，根据参照牙制作三角嵴的形态，在中央窝处形成前置结节（图 2 – 387）。此结节与对颌形成咬𬌗接触，在其颊侧的三角嵴相对平坦，减少干扰。

⑥ 制作近中牙尖嵴和近中辅助嵴　用电蜡刀蘸取嵌体蜡，由锥尖顶向近中方向滴蜡，形成近中牙尖嵴，然后转向舌侧形成近中辅助嵴，终止于前置结节，与近中颊尖远中辅助嵴之间形成颊沟（图 2 – 388）。

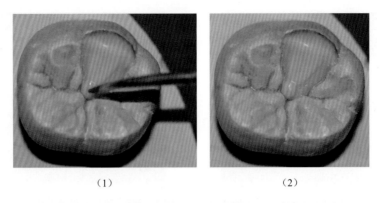

（1）　　　　　　　　　　　（2）

图 2 - 387　形成三角嵴

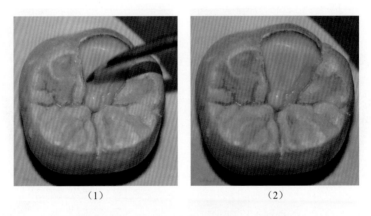

（1）　　　　　　　　　　　（2）

图 2 - 388　形成近中牙尖嵴和近中辅助嵴

⑦ 制作远中牙尖嵴和远中辅助嵴　用电蜡刀蘸取嵌体蜡，由锥尖顶向远中方向滴蜡，形成远中牙尖嵴，然后转向舌侧形成远中辅助嵴，终止于前置结节处，与远中尖近中辅助嵴之间形成远颊沟（图 2 - 389）。

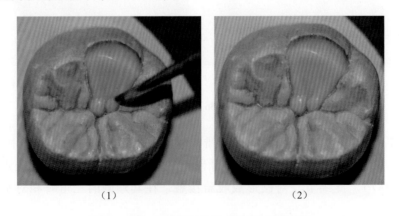

（1）　　　　　　　　　　　（2）

图 2 - 389　形成远中牙尖嵴和远中辅助嵴

⑧ 精修蜡型　用雕刻刀细修远中颊尖解剖形态，用丝巾轻轻擦拭表面，完成最终形态（图 2 - 390）。

（2）制作近中舌尖

① 涂分离剂　见图2-391。

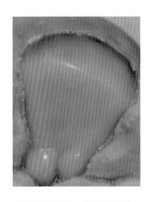

图2-390　精修完成

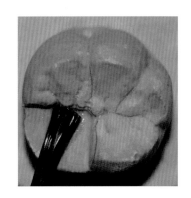

图2-391　涂分离剂

② 滴颈缘蜡　见图2-392。

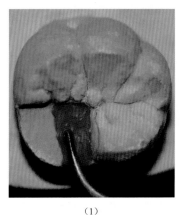

（1）

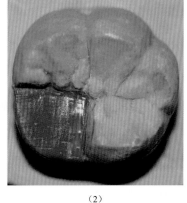

（2）

图2-392　滴颈缘蜡

③ 确定牙尖顶位置　依据参照牙在平台上画出近中舌尖三角嵴的走行方向，三角嵴从中央窝出发，向舌侧偏近中，几乎与舌沟成45°夹角。牙尖顶在此直线上距平台舌面猞缘约1mm的位置。用电蜡刀蘸取少量嵌体蜡，在此位置滴一粒球形蜡，确定近中舌尖的位置，并加高成蜡柱。用直尺测量牙尖顶到颈缘的距离，与参照牙的高度一致（图2-393~图2-397）。

④ 制作蜡锥　用电蜡刀蘸取嵌体蜡，由牙尖顶沿标志线滴一蜡条，直到中央窝底，向两侧加蜡，并延伸至舌面和近中面，形成锥体呈山顶状，底部以平台边缘为界（图2-398）。滴蜡恢复平台以上舌轴嵴，直到牙尖顶，形态与参照牙一致。

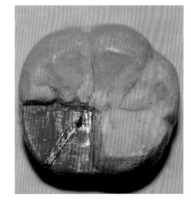

图2-393　画出三角嵴走行方向

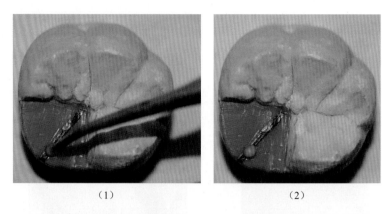

（1）　　　　　　　　　　　（2）

图 2 – 394　确定近中舌尖顶位置

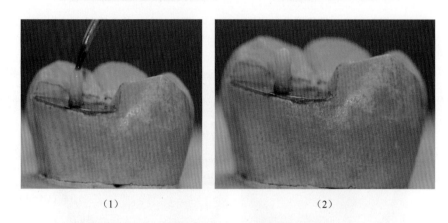

（1）　　　　　　　　　　　（2）

图 2 – 395　形成蜡柱

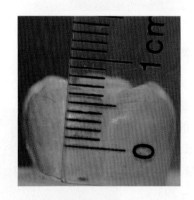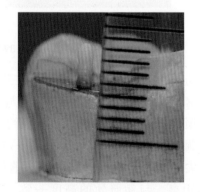

图 2 – 396　测量参照牙近中舌尖高度　　图 2 – 397　确定制作牙近中舌尖高度

⑤ 制作三角嵴　用电蜡刀蘸取嵌体蜡，由锥尖顶向颊侧、远中滴蜡，直到中央窝底，形成三角嵴，根据参照牙制作三角嵴的形态（图 2 – 399）。

⑥ 制作近中牙尖嵴和近中辅助嵴　用电蜡刀蘸取嵌体蜡，由锥尖顶向近中方向滴蜡，形成近中牙尖嵴，然后转向颊侧形成近中辅助嵴，与近中颊尖的近中辅助嵴相连，形成近中边缘嵴（图 2 – 400）。

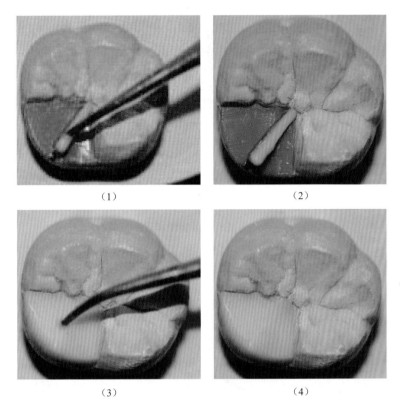

（1）　　　　　　　　　　　（2）

（3）　　　　　　　　　　　（4）

图 2 - 398　形成蜡锥

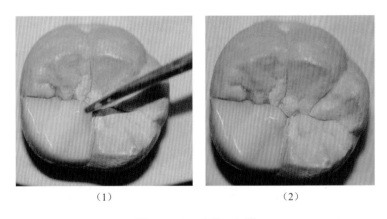

（1）　　　　　　　　　　　（2）

图 2 - 399　形成三角嵴

⑦ 制作远中牙尖嵴和远中辅助嵴　用电蜡刀蘸取嵌体蜡，由锥尖顶向远中滴蜡，形成远中牙尖嵴，然后转向颊侧形成远中辅助嵴，与远中舌尖的近中辅助嵴之间形成舌沟（图 2 - 401）。

⑧ 精修蜡型　用雕刻刀细修近中舌尖解剖形态，用丝巾轻轻擦拭表面，完成最终形态（图 2 - 402）。

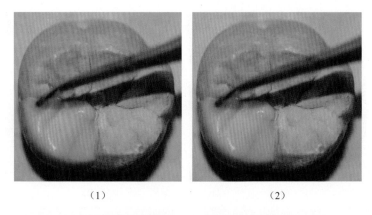

（1）　　　　　　　　　　　　（2）

图 2 –400　形成近中牙尖嵴和近中辅助嵴

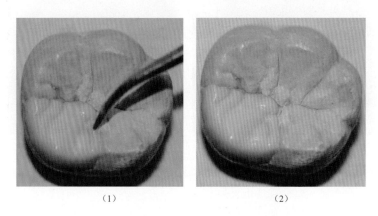

（1）　　　　　　　　　　　　（2）

图 2 –401　形成远中牙尖嵴和远中辅助嵴

（3）制作远中舌尖

① 涂分离剂　见图 2 –403。

② 滴颈缘蜡　见图 2 –404。

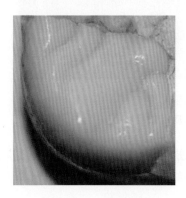
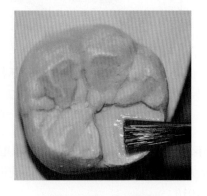

图 2 –402　精修完成　　　　　　图 2 –403　涂分离剂

③ 确定牙尖顶位置　依据参照牙在平台上画出远中舌尖三角嵴的走行方向，三角嵴从中央窝出发，向舌侧偏远中，几乎与舌沟成 45°夹角，牙尖顶在此直线上距平台

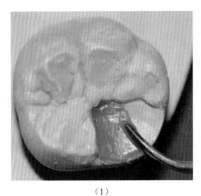
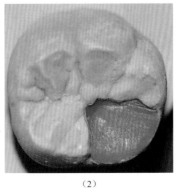

（1）　　　　　　　　　　　　　　（2）

图 2 - 404　滴颈缘蜡

舌面殆缘约 1mm 的位置。用电蜡刀蘸取少量嵌体蜡，在此位置滴一粒球形蜡，确定远中舌尖的位置。并加高成蜡柱，用直尺测量牙尖顶到颈缘的距离，与参照牙的高度一致（图 2 - 405 ~ 图 2 - 409）。

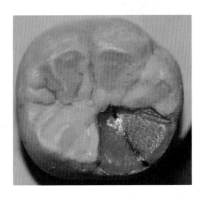

图 2 - 405　画出三角嵴走行方向

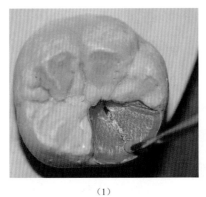
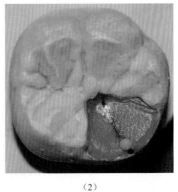

（1）　　　　　　　　　　　　　　（2）

图 2 - 406　确定远中舌尖顶的位置

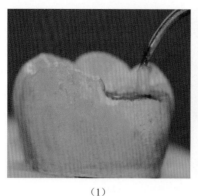
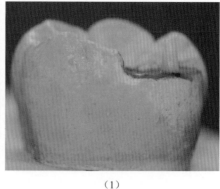

（1）　　　　　　　　　　　　　　　（1）

图 2 - 407　形成蜡柱

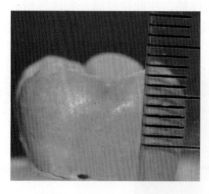
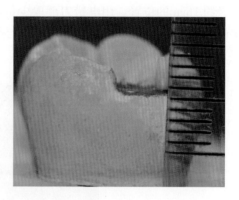

图 2 - 408　测量参照牙远中舌尖高度　　　图 2 - 409　确定制作牙远中舌尖高度

④ 制作蜡锥　用电蜡刀蘸取嵌体蜡，由牙尖顶沿标志线滴一蜡条，直到中央窝底，向两侧滴蜡，并延伸至舌面和远中面，形成锥体，呈山顶状，底部以平台边缘为界（图 2 - 410）。滴蜡恢复平台以上舌轴嵴，直到牙尖顶，形态与参照牙一致。

⑤ 制作三角嵴　用电蜡刀蘸取嵌体蜡，由锥尖顶向颊侧、近中方向滴蜡，直到中央窝底，形成三角嵴，根据参照牙制作三角嵴的形态（图 2 - 411）。

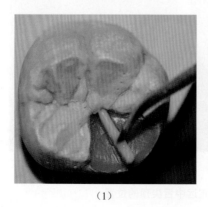
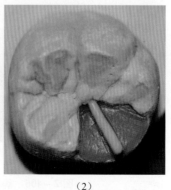

（1）　　　　　　　　　　　　　　　（2）

图 2 - 410　形成蜡锥（一）

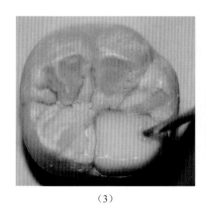
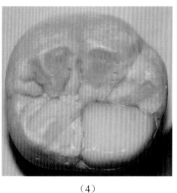

（3）　　　　　　　　　　　（4）

图 2 - 410　形成蜡锥（二）

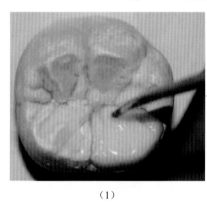
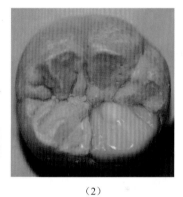

（1）　　　　　　　　　　　（2）

图 2 - 411　形成三角嵴

⑥ 制作近中牙尖嵴和近中辅助嵴　用电蜡刀蘸取嵌体蜡，由锥尖顶向近中方向滴蜡，形成近中牙尖嵴，然后转向颊侧形成近中辅助嵴，与近中舌尖远中辅助嵴之间形成舌沟（图 2 - 412）。

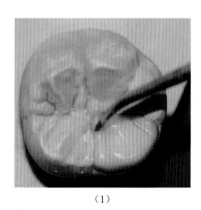
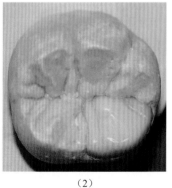

（1）　　　　　　　　　　　（2）

图 2 - 412　形成近中牙尖嵴、辅助嵴

⑦ 制作远中牙尖嵴和远中辅助嵴　用电蜡刀蘸取嵌体蜡，由锥尖顶向远中方向滴蜡，形成远中牙尖嵴，然后转向颊侧形成远中辅助嵴，与远中尖的远中辅助嵴相连，形成远中边缘嵴（图 2 - 413）。

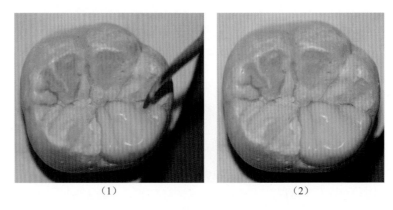

（1）　　　　　　　　　　　　　（2）

图 2 – 413　形成远中牙尖嵴、辅助嵴

⑧ 精修蜡型　用雕刻刀细修远中舌尖解剖形态，用丝巾轻轻擦拭表面，完成最终
形态（图 2 – 414）。

（4）制作近中颊尖、远中尖

① 涂分离剂　见图 2 – 415。

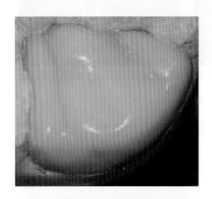

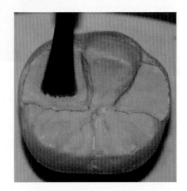

图 2 – 414　精修完成　　　　　**图 2 – 415　涂分离剂**

② 滴颈缘蜡　见图 2 – 416。

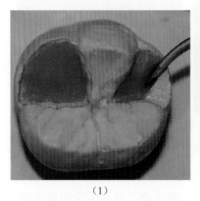

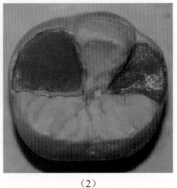

（1）　　　　　　　　　　　　　（2）

图 2 – 416　滴颈缘蜡

③ 确定牙尖顶位置 依据参照牙在平台上画出近中颊尖和远中尖三角嵴的走行方向。近中颊尖三角嵴从近中窝出发，向颊侧稍偏近中，几乎与颊沟平行，牙尖顶在此直线上距平台颊面殆缘约 2mm 的位置。远中尖三角嵴从远中窝出发，向远中稍偏颊侧，牙尖顶在此直线上距平台颊面殆缘约 2mm。用电蜡刀蘸取少量嵌体蜡，分别在此位置滴一粒球形蜡，确定近中颊尖顶和远中尖顶的位置，并加高成蜡柱。用直尺测量牙尖顶到颈缘的距离，与参照牙的高度一致（图 2 −417 ~ 图 2 −423）。

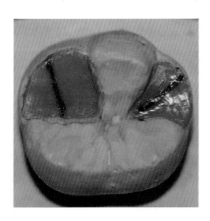

图 2 −417 画出近中颊尖、远中尖三角嵴走行方向

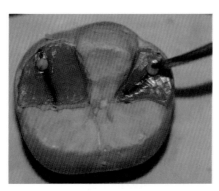 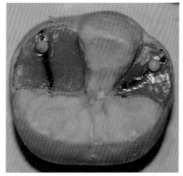

图 2 −418 确定近中颊尖、远中尖牙尖顶位置

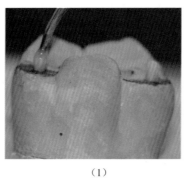 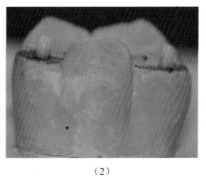

（1）　　　　　　　　　　　　（2）

图 2 −419 形成蜡柱

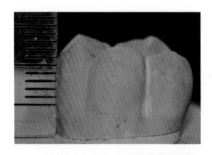

图 2 - 420　测量参照牙远中尖的高度

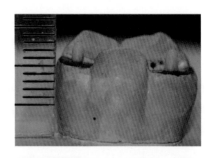

图 2 - 421　确定制作牙远中尖的高度

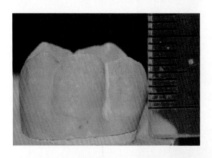

图 2 - 422　测量参照牙近中颊尖的高度

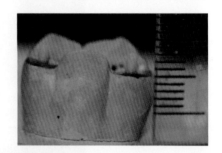

图 2 - 423　确定制作牙近中颊尖的高度

④ 制作蜡锥　制作近中颊尖蜡锥,用电蜡刀蘸取嵌体蜡,由牙尖顶沿标志线滴一蜡条,直到近中窝底,向两侧滴蜡,并延伸至颊面和近中面,形成锥体,成山顶状,底部以平台边缘为界。滴蜡恢复平台以上颊轴嵴,直到牙尖顶,几乎与颊沟平行,形态与参照牙一致。

制作远中尖蜡锥,用电蜡刀蘸取嵌体蜡,由牙尖顶沿标志线滴一蜡条,直到远中窝底,向两侧滴蜡,并延伸至颊面和远中面,形成锥体呈山顶状,底部以平台边缘为界(图 2 - 424)。蜡恢复平台以上颊轴嵴,直到牙尖顶,颊轴嵴不明显,在颊面与远中面交界处,从颊侧只可看到半个牙尖,形态与参照牙一致。

⑤ 制作三角嵴　用电蜡刀蘸取嵌体蜡,由近中颊尖锥尖顶直线向舌侧滴蜡,直到近中窝底,形成近中颊尖三角嵴,根据参照牙制作三角嵴的形态。

用电蜡刀蘸取嵌体蜡,由远中尖锥尖顶向近中、舌侧滴蜡,直到远中窝底,形成远中尖三角嵴(图 2 - 425)。

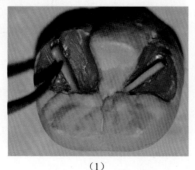

（1）

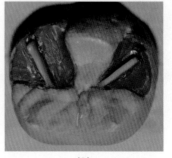

（2）

图 2 - 424　形成蜡锥（一）

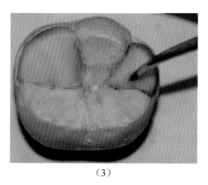
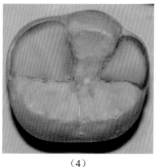

（3）　　　　　　　　　　（4）

图 2 - 424　形成蜡锥（二）

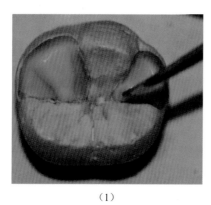
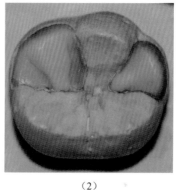

（1）　　　　　　　　　　（2）

图 2 - 425　形成三角嵴

⑥ 制作近中牙尖嵴和近中辅助嵴

近中颊尖近中牙尖嵴和辅助嵴：用电蜡刀蘸取嵌体蜡，由锥尖顶向近中方向滴蜡，形成近中牙尖嵴，然后转向舌侧形成近中辅助嵴，与近中舌尖的近中辅助嵴相连，形成近中边缘嵴（图 2 - 426）。

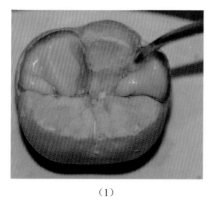
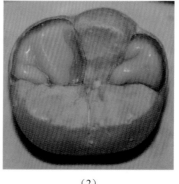

（1）　　　　　　　　　　（2）

图 2 - 426　形成近中牙尖嵴、辅助嵴

远中尖近中牙尖嵴和辅助嵴：用电蜡刀蘸取嵌体蜡，由锥尖顶向近中方向滴蜡，形

成近中牙尖嵴，然后转向舌侧形成近中辅助嵴，与远中颊尖远中辅助嵴之间形成远颊沟。

⑦ 制作远中牙尖嵴和远中辅助嵴

近中颊尖远中牙尖嵴和远中辅助嵴：用电蜡刀蘸取嵌体蜡，由锥尖顶向远中方向滴蜡，形成远中牙尖嵴，然后转向舌侧形成远中辅助嵴，与远中颊尖近中辅助嵴之间形成颊沟（图2－427）。

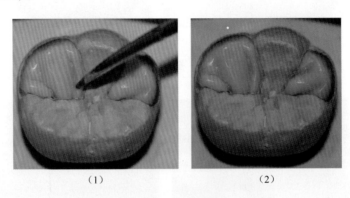

（1）　　　　　　　　　　（2）

图2－427　形成远中牙尖嵴、辅助嵴

远中尖远中牙尖嵴和远中辅助嵴：用电蜡刀蘸取嵌体蜡，由锥尖顶向远中方向滴蜡，形成远中牙尖嵴，然后转向舌侧形成远中辅助嵴，与远中舌尖远中辅助嵴相连，形成远中边缘嵴。

⑧ **精修蜡型**　用雕刻刀细修近中颊尖、远中尖解剖形态，用丝巾轻轻擦拭表面，完成最终形态（图2－428）。

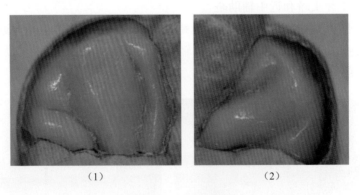

（1）　　　　　　　　　　（2）

图2－428　精修完成

2. 制作牙冠解剖形态

（1）**涂分离剂**　在石膏预备体上均匀涂布分离剂，并超过颈缘线2mm。注意在肩台处不要过多，以免影响冠的密合度。多余的分离剂可用吸水纸吸走（图2－429）。

（2）**滴内衬蜡**　用电蜡刀蘸取内衬蜡，工作端与代型表面平行，拉动电蜡刀，均匀涂布一层厚约0.3mm的内衬蜡，范围应超过颈缘线1mm，这样可以有效地增加蜡型与代型之间的密合度，防止蜡收缩引起边缘不密合（图2－430）。

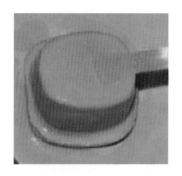
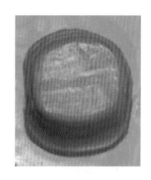

图 2 – 429　涂分离剂　　　　　　　　图 2 – 430　滴内衬蜡

（3）制作𬌗面平台　同上颌第一前磨牙制作平台方法（图 2 – 431）。

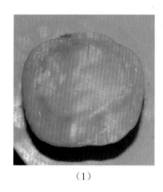
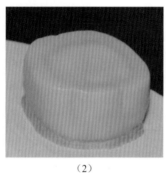
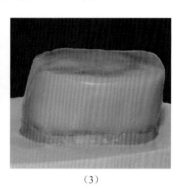

（1）　　　　　　　　　　（2）　　　　　　　　　　（3）

图 2 – 431　平台完成

（4）确定各牙尖区域　依据参照牙，在平台上画出窝沟，划分颊、舌尖的区域。中央窝在𬌗面中央，向颊侧稍偏近中画出颊沟，向近中为近中沟，向舌侧为舌沟，向颊侧偏远中 45°角为远颊沟，向远中为远中沟（图 2 – 432、图 2 – 433）。

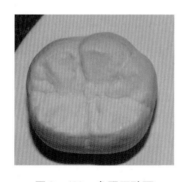
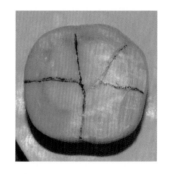

图 2 – 432　参照牙𬌗面　　　　　　图 2 – 433　平台上沟的分布

（5）确定牙尖顶位置，并制作蜡锥　制作方法同分区段制作牙尖，画出各牙尖三角嵴的走行方向，确定牙尖顶位置，并加高成蜡柱，完成各牙尖的蜡锥（图 2 – 434 ~ 图 2 – 439）。

（6）完成各牙尖　制作方法如分牙尖制作（图 2 – 440）。

（7）修整颈缘　用手术刀刮除边缘线以下的蜡，并切掉距边缘线 1mm 的蜡，然后用颈缘蜡加边缘并修整（图 2 – 441、图 2 – 442）。

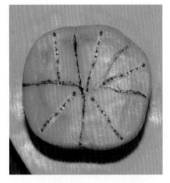

图 2 – 434　画出各牙尖三角嵴走行方向

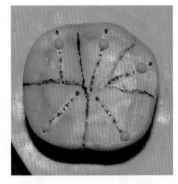

图 2 – 435　各牙尖定点

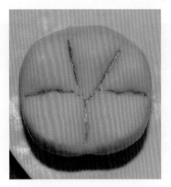

图 2 – 436　蜡锥完成

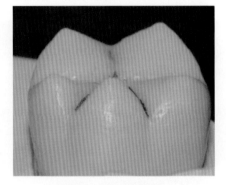

图 2 – 437　颊面观

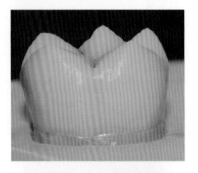

图 2 – 438　舌面观

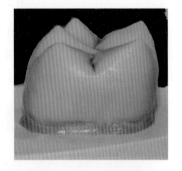

图 2 – 439　邻面观

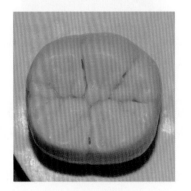

图 2 – 440　𬌗面完成

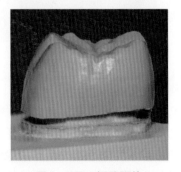

图 2 – 441　切除颈缘

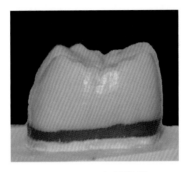

图 2 - 442 加颈缘蜡

（8）精修蜡型 用雕刻刀修整蜡型，用丝巾轻轻擦拭表面，完成最终形态（图 2 - 443）。

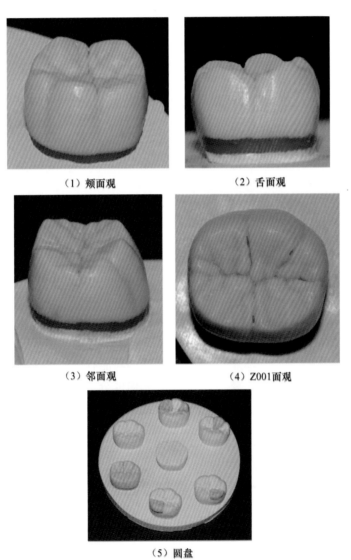

（1）颊面观 （2）舌面观

（3）邻面观 （4）Z001面观

（5）圆盘

图 2 - 443 圆盘完成各面观

【注意事项】

1. 严格按照参照牙恢复下颌第一磨牙的近远中径、颊舌径、殆颈径。

2. 正确恢复各轴面外形高点的位置。

3. 颊、舌尖的分布位置，窝沟的走行，

【实验报告与评定】

1. 叙述下颌第一磨牙冠部的形态特点。

2. 下颌第一磨牙冠部蜡型。

思　考　题

一、填空题

1. 牙冠唇面形态可分为（　　）、（　　）、（　　），常与人的（　　）和（　　）形态一致。

2. 切牙位于口腔前部，形状呈（　　），它的主要功能为（　　　　）。

3. （　　　　）是全口牙中牙体最长的牙，它有一个长而大的牙尖，其主要功能为（　　　　）。

4. （　　　　）的牙尖偏远中。

5. 横嵴位于（　　），它的主要功能为（　　　　　　）。

6. 斜嵴位于（　　），它的主要功能为（　　　　　　）。

二、名词解释

牙体长轴　外形高点　接触区　外展隙

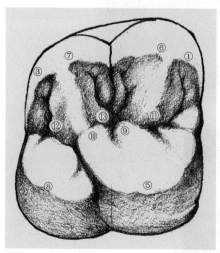

三、问答题

1. 牙冠轴面突度有何生理意义？

2. 简述天然牙的曲率特征与角度特征。

3. 牙的功能有哪些？

4. 如何区分上颌中切牙与侧切牙？如何区分左右上颌切牙？

5. 如何区分上下第一磨牙？上颌磨牙如何区分左右？

6. 请写出左图相应符号的名称？

附录 牙体形态与功能教学大纲

（供口腔修复工艺技术专业用）

一、课程的性质和任务

牙体形态与功能是口腔修复工艺技术专业学生的一门必修的专业基础课程。它的主要内容包括口腔有关基础知识介绍、咀嚼系统的工作方式、恒牙的牙体形态与功能。通过本课程的学习，使学生掌握牙齿的解剖形态及生理功能，学会解剖式滴蜡技术，提高学生的基础知识水平和基本技能。

二、课程教学目标

（一）知识教学目标

掌握每颗牙齿的形态特征及生理功能。

（二）能力培养目标

学会解剖式滴蜡技术。

（三）思想教育体系培养目标

1. 培养学生良好的职业道德和敬业精神。
2. 树立辩证唯物主义观点，学会辩证思维。

三、学时分配表

教学内容与顺序	学时数	
	实践数	理论数
前言		2
第一章 口腔基础知识		6
第二章 牙体形态与练习	180	20
合计	180	28
总学时	208 学时	

四、教学内容和要求

教学内容	教学要求		
	了解	熟悉	掌握
第一章　口腔基础知识			
第一节　口腔的解剖结构	√		
第二节　牙体与牙周组织			
一、牙体组织	√		
二、牙周组织	√		
三、口腔黏膜	√		
第三节　牙的组成及分类			
一、牙的组成			√
二、牙的分类			√
第四节　牙位记录			
一、部位记录法			√
二、国际牙科联合会系统			√
第五节　咀嚼系统的工作原理			
一、咀嚼系统的构成		√	
二、咀嚼系统的工作方式	√		
三、咀嚼系统的特征	√		
第二章　牙体形态与练习			
第一节　概述			
一、牙体形态术语			√
（一）应用术语			√
（二）牙冠表面结构名称			√
（三）牙体轮廓特征			√
二、牙齿的功能			√
（一）美观			√
（二）咀嚼			√
练习一　标准化操作规范			
（一）仪容仪表		√	
（二）健康要求		√	
（三）支点		√	
（四）工具的摆放及保养		√	
（五）安全防护知识		√	
练习二　滴蜡基本操作训练			√

续表

教学内容	教学要求		
	了解	熟悉	掌握
第二节　牙体形态及练习			
一、切牙组			√
（一）上颌中切牙			√
（二）上颌侧切牙			√
（三）下颌中切牙			√
（四）下颌侧切牙			√
练习一　切牙组牙体绘图			√
练习二　上颌中切牙滴蜡成形			√
二、尖牙组			√
（一）上颌尖牙			√
（二）下颌尖牙			√
练习一　尖牙组牙体绘图			√
练习二　上颌尖牙滴蜡成形			√
三、前磨牙组			√
（一）上颌第一前磨牙			√
（二）上颌第二前磨牙			√
（三）下颌第一前磨牙			√
（四）下颌第二前磨牙			√
练习一　前磨牙组牙体绘图			√
练习二　上颌第一前磨牙滴蜡成形			√
四、磨牙组			√
（一）上颌第一磨牙			√
（二）上颌第二磨牙			√
（三）下颌第一磨牙			√
（四）下颌第二磨牙			√
练习一　磨牙组牙体绘图			√
练习二　上颌第一磨牙滴蜡成形			√
练习三　下颌第一磨牙滴蜡成形			√

五、大纲说明

1. 本教学大纲仅供三年制口腔工艺技术专业教学使用，总学时 208 学时，其中理论教学 28 学时、实践教学 180 学时。实践教学的时间，各学校可灵活掌握，但至少应是理论教学时间的 5~6 倍。

2. 本课程对理论及实践练习部分教学要求分为掌握、熟悉、了解三个层次。

3. 教学建议：本教材用滴蜡恢复 1∶1 牙体形态的教学方法取代了传统的雕刻放大多倍石膏牙或蜡牙的方法，在最初阶段，学生可能会感觉较难掌握。这就要求大家一定要认真对待牙体绘图和牙面绘图的练习。通过绘图训练，既巩固了理论所学的牙体形态及其所具备的功能，也对牙齿细节结构特征强化了记忆。这对以后用蜡恢复牙体形态是很有帮助的。

教师在教学中要紧抓牙体轮廓特征，强调外形高点所在的位置，抓住每颗牙最具特征性的结构特点及功能，灵活采用多种教学手段，反复强化学生对牙体形态特征及功能的认识。而对蜡温、蜡的流动性的掌握，就属于熟能生巧了。